新薬創製のための
ホームラン打法

国際化時代にあって
―日本の製薬産業は大リーグで通用するか―

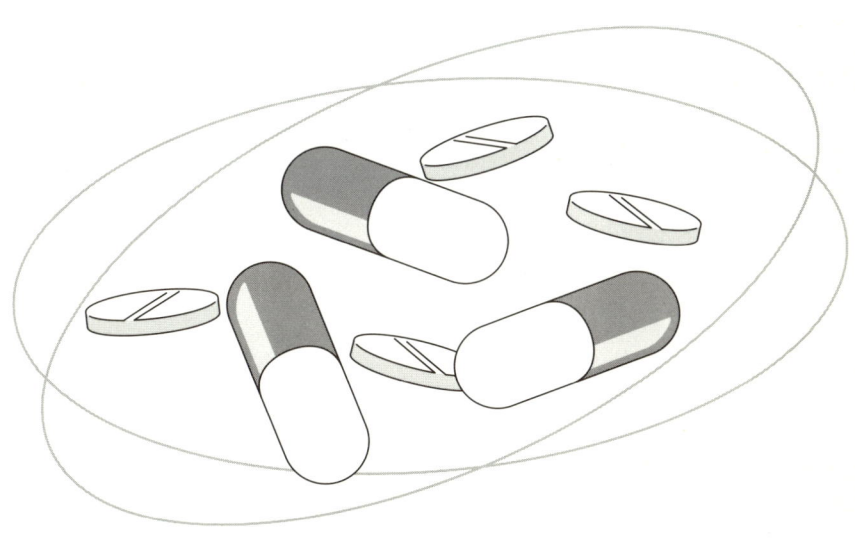

ノバルティス ファーマ（株）・薬学博士
千葉大学非常勤講師

山口 勇

株式会社 新興医学出版社

出版に際して

　私は国内製薬企業（藤沢薬品）に32年間勤務し，薬のタネを発見するための"場と時"を与えられました。その後，外資系の製薬企業（ノバルティス ファーマ（株））に転職し，今度は薬の芽を育てる開発研究を担当しました。この間，藤沢薬品社長時代の藤澤友吉郎氏を始め寛大な上司，愛すべき部下そして共同研究の労をとってくださった多くの研究者に恵まれ，満足すべき日々を過ごすことが出来ました。深く感謝しています。

　くすりが世に出るまでの確率は"万が一（新らしく合成した1万個の化合物の中から1個の新薬が生まれる）"と言われています。普通は"殆ど起こり得ないこと"を指すこの言葉が創薬の大変さを示しています。私が経験した研究部門ばかりでなく，製薬会社の全ての部門に働く数多くの人々の苦労が1個の新薬に凝縮されているわけです。

　その割には，苦労話の大部分が各人の胸の奥深くに秘められたままになっているのではないでしょうか。本書は，私が千葉大学において『くすりが世に出るまで―製薬産業国際化時代を迎えて―』という分担課題で講義することになり，その講義録をまとめたものです。私の二つの異なった製薬会社におけるささやかな創薬研究の体験が，同様な志を持つ若い研究者，創薬プランナー，その他の医学関係者，薬に興味をもたれる人々にとって何らかの参考になれば幸いです。是非とも本書を『叩き台』にして，いろいろなお話やご意見を伺いたいと考えます。そして，開発部門や営業部門の人をも巻き込んだ議論と，そこに生まれた『カオス』の中から新しい創薬の方法論が出てくることを期待しています。

　執筆を終えた今，多くの先輩や友人・同僚の笑顔が走馬灯のように脳裏をよぎって行きます。伊藤正春部長（ファイザー製薬），北浦良彦常務取締役（ファイザー製薬），倉科喜一取締役（キッセイ薬品），斎藤勲理事長（東京医薬品工業協会），田村隼也常務取締役（山之内製薬），長尾拓教授（東京大学大学院薬学系研究科），矢野真吾教授（千葉大学大学院薬学研究科）からは，鋭い御指摘と共に暖かい励ましの言葉を頂戴しました。

　特に，日本発の画期的新薬『セファメジン』の研究を担当された西田実博士（現三菱化学BCL技術顧問）には，終始御激励を頂いたばかりでなく，本文の細部にわたって御指導頂きました。出版に際しては，現在の私の職場で

あるノバルティス ファーマ（株）からも快い承諾を頂きました。改めて厚く御礼申し上げる次第です。なお，本書の題名は前掲の田村隼也常務取締役から頂いたものです。また，本文中の逆転薬理学という言葉は野口照久所長（テノックス研究所）が提案された Reversed Pharmacology を直訳して使わせていただきました。

平成13年5月　　山口　勇

目 次

プロローグ 1

第Ⅰ章　日本における創薬の歴史 3
　1．1950年代以前（漢方薬からスタート） 5
　2．1960年代（試行錯誤の時代） 9
　3．1970年代（環境変化が生んだヒット打法） 13
　4．1980年代（ヒットの延長がホームラン） 17
　5．1990年代（日本は欧米に追いついた） 20
　6．2000年代〜（世界レベルの創薬競争） 21

第Ⅱ章　ある製薬企業の挑戦 23
　1．1960年代における最初の挑戦 23
　2．1980年代における2度目の挑戦 28
　　1）戦略／戦術に関する議論 31
　　2）探索研究所の方針 36
　　3）薬理からの考え 38
　　4）研究テーマの選択 41
　　5）動脈硬化，骨粗鬆症，老年痴呆 43
　　6）スクリーニング法とプロトタイプ化合物の発見 47
　　7）開発候補品の発見と臨床試験 53

第Ⅲ章　老年痴呆の研究 57
　1．試行錯誤 57
　2．焦点を絞る 60
　3．老年痴呆の引き金 62
　4．病態—病因—引き金 64
　5．病態—病因—治療に方針変更 69
　6．老年痴呆治療薬のタネ探し 71
　7．陰茎勃起誘発作用 77
　8．病態動物モデルの変更 80

9．抗痴呆薬のスクリーニングと評価 ……………………87
　10．基礎研究グループによる薬理評価 ……………………92
　11．薬理評価のやり直し ……………………………………94
　12．開発品ＹＹの船出 ……………………………………100
　13．九死に一生を得る ……………………………………104
　14．新しい作用メカニズムの発見 ………………………108
　15．本格的な臨床試験の開始 ……………………………112

第Ⅳ章　変革の推進について ……………………………115
　1．ハーバードビジネススクールへの参加 ……………115
　2．Ｂ社のケーススタディ ………………………………117
　3．変革の試みを成功させるために ……………………132

第Ⅴ章　イノベーションを育てる研究のマネジメント ……137
　1．テーマは何でも良い …………………………………137
　2．役割分担によって相乗効果を生む …………………140
　3．カオスを利用する ……………………………………144
　4．セレンディピティを味方にする ……………………149
　5．マネージャーによる管理？ …………………………158

第Ⅵ章　21世紀の製薬産業 ………………………………167
　1．環境の変化 ……………………………………………167
　2．世界の巨大製薬会社の戦略 …………………………169
　3．国内製薬会社が抱える問題点 ………………………175
　4．国内製薬会社の採るべき戦略は『温故知新』 ……180
　5．全遺伝子（ゲノム）研究とホームラン打法 ………184

エピローグ ……………………………………………………189

公表論文 ………………………………………………………191

参考文献 ………………………………………………………195

年表 …………………………………………………………………… 197

新薬開発の歴史 ………………………………………………………… 198

GCP，GLP，GMP，ICHの解説 ……………………………………… 200

プロローグ

　尊敬する先輩に『一隅（いちぐう）を照らす』という言葉を教えて頂いた。文字通りに解釈すれば，自分の役割を知り，それを全うするということになろう。しかし，これには頑固な人間が一人でコツコツやっているイメージがあって暗い。それよりも，私としてはいろいろな能力を持った専門家が，ひとつの目標を目指して，協力し合っている姿を想像してみたい。

　たとえばプロ野球の選手には，確実に打率を稼ぐ中距離バッターと，ホームランの打てる長距離バッターとがいる。中距離バッターの打球は概して低く，多くの場合内・外野グラウンドでバウンドする。もちろん，時には，目の覚めるような打球が外野スタンドに突き刺さることもある。言うなればヒットの延長としてのホームランである。一方，往年の中西や田淵といったいわゆるホームランバッターを思い出す。彼らの打球は高々と舞い上がったまま，外野フェンスの遥か上方を超えていった。

　どうやら中距離バッターと長距離バッターの差は打球の高さにあるらしい。野球評論家は，"長距離バッターはボールの下半分を，中距離バッターはボールの上半分をめがけてバットを振る。その結果として打球に高低がつく。"という。だとすれば，彼らの狙いそのものが，最初から決定的に違っ

表1　ヒットとホームランを打ち分ける

	ヒット	ホームラン
野球 （戦略）	低い打球 （ボールの上 半分を狙う）	高い打球 （ボールの下 半分を狙う）
創薬 （戦略）	改良型新薬 （応用研究）	画期的新薬 （基礎研究）

ているといえよう。事実，大リーグに移籍して活躍中のイチロー選手は"ホームランはヒットの延長ではないから狙わないと打てない"と言っている。そのような狙いを，ある確率でもって成功させるからこそプロであり，お金を払ってでも見に行く価値がある。

中距離バッターと長距離バッターの差が明らかになったところで，彼らの協力関係について考えてみよう。

かつて（今も？），某プロ野球チームが長距離バッターばかりをズラリと並べた打線を組んだことがあった。その試み自体は面白かったが，結果は大量得点かゼロかという実に大味な試合となった。かといって，中距離バッターばかりのチームでは，ホームランという華やかさに欠け，面白くはなさそうだ。

その点，黄金時代の西鉄には豊田/中西，そして巨人には王/長島の長距離バッターコンビがいた。そして，彼らの前後を走・攻・守と三拍子揃った中距離バッターが固めていた。後者がヒットで塁を埋めたところに，前者がドカンと一発ホームラン。まさに相乗効果であり，『一隅を照らす』プロ同士の協働の賜物である。

こうして考えてみると，野球の醍醐味は能力と役割を異にする一流のプロが期待通りに働き，しかも彼らの協力関係の中から個人では達成不可能な結果を出すことにあるのではなかろうか。そのためにも，投手を除いた8人の選手の中に，長距離バッターが2人，中距離バッターが6人というのが，理想の組み合わせなのかもしれない。

第 I 章　日本における創薬の歴史

　野球とはほとんど縁のない製薬業界において，画期的新薬をホームラン[1]，改良型新薬をクリーンヒット[2]またはバントヒット[3]と表現することがある。ホームランの国内での売上は月に10億円以上で，平均で3億円程度のクリーンヒット，あるいは1億円以下のバントヒットの3～10倍以上の経済効果がある。一方，売上に比例して製品開発が難しくなるということも事実である。そのために，"コンスタントにヒットが出て，たまにはホームラン"が製薬会社の理想の姿とされている。やはり野球と同じである。

　強いチームを作るには，中距離バッターと長距離バッターを育て，各々に役割を全うさせるのが一番の近道となる。ところが，既に欧米に遅れをとっていた日本の製薬会社では，そのような戦略を採用する余裕はなかった。日本政府としても各種の規制を設けて国内産業を守ることに懸命であった。そのために低い打球（改良型新薬），あるいはゴロ（他社製品の物真似新薬）でも，内野を抜けば（厚生省の許可が取れれば），長打になった（儲かった）という日本独特の環境が生まれた。

　たとえてみれば，日本における医薬品の研究開発は，整備状態が悪く，しかも外野フェンスのない野球場で試合をするようなものであった。ゴロがイレギュラーバウンドしてヒットになることがあった。外野フェンスのある野球場では二塁打や三塁打に終わるものでも，日本ではランニングホームランとなった。高い打球（画期的新薬）を狙って平凡なフライに終わるよりも，低い打球（改良型新薬）で内野・外野の間を抜くことが安全かつ効率的であると考えられていた。

---

1) 独創的新薬が必ずしもホームランになるとは限らない。売り上げの大きさは当該する市場の大きさによる。また開発や営業の戦略いかんによっては独創的新薬がヒットやバントヒット以下の売り上げに甘んじることもある。
2) 既に知られている他社の薬（他社先行品）より有効性・安全性などの点で優れている新薬。
3) 他社先行品と有効性・安全性の点で同等の物真似新薬。

打席に立った時には，ヒットにならなくても，低い打球（ゴロ）を打てば誉められた。反対に，内野フライ，外野フライは嘲笑の的であり，ホームランはまぐれとされた。そのために，高い打球を打ち上げた選手は，たとえそれがホームランになったとしても，次ぎの打席に立つことがないままに，いつの間にか観客の前から姿を消してしまうという事件が頻発した。

『何と理不尽な！』と考える人が多いかもしれない。しかし，画期的新薬を創出した後，いろいろな組織をたらい回しにされ，最終的には会社を辞めていった研究者が，各製薬会社に一人や二人はいるものである。彼らは優秀な研究者にありがちな6つの特徴を自ら否定しない限りチームを去らねばならない運命にあったといえるのかもしれない。この点については第Ⅴ章で詳しく述べる。

この後，1990年代になって前述の規制が撤廃され，日本でもグローバルスタンダードの野球場が建設された。新しい野球場には高い外野フェンス（世界共通の新薬許認可基準）が完備されたために，ヒットの延長がホームランになる確率は低下した。ホームランを狙うためには，高いボールを打つという戦術／戦略が必要となった。一方，整備された野球場ではイレギュラーバウンドの可能性が低くなった。クリーンヒットのみがヒットとして存在を許される状況が成立した。

その間の事情をより良く理解するために，製薬会社における医薬品研究の歴史について述べる。（表2には創薬の歴史とその担い手を，巻末には，欧

表2　創薬の歴史とその担い手

年代	欧米	日本
～1950	天然物化学・有機化学・微生物学・薬理学	（外国製品の輸入）
1951～	有機化学／微生物学 有機化学／薬理学	（外国製品の輸入） 天然物化学・微生物学
1971～	有機化学／薬理学	有機化学／薬理学・微生物学 遺伝子工学　遺伝子工学 逆転薬理学／有機化学
1991～	（スピード競争） （差別化競争）	有機化学／薬理学 逆転薬理学／有機化学

米と日本において開発された主な新薬を示した。本文と参照しながら読んでいただきたい。)

1. 1950年代以前（漢方薬からスタート）

　19世紀後半に勃興した薬種問屋が，日本の製薬会社の前身である。彼らは，いろいろな有効成分の混合物である"漢方薬（草根木皮などを原料とする天産物）"の卸しを商売にしていた。一方，当時の欧米では，既にアスピリンやモルヒネなど，純粋な単一の有効成分（化合物）から成る"洋薬"が売られていた。

　20世紀になって，日本は洋薬の治療効果と経済効果に注目するようになる。薬種問屋は，競い合うようにして製薬業者免許を取得するとともに，商売の中心を，漢方薬の卸しから，洋薬の輸入・販売そして製造へと移していった。1950年に薬価基準が設定され，健康保険制度が整備されていったことが，薬の消費を拡大させることになり，彼らの成長をも加速させた。

製造法の研究と洋薬の輸入

　中国で発達した本草学は，漢方薬の主な成分である薬用植物を薬効ごとに分類する学問であり，紀元前2000年に著された神農本草経（しんのうほんぞうけい）によって体系化された。この本の著者である神農氏は植物をニチャニチャと噛むことによって薬用植物を発見したと伝えられている。そのために，彼は製薬会社の始祖として崇拝され，商売繁盛の守り神として神格化されることになる。薬種問屋発祥の地である大阪市道修町（どしょうまち）界隈では，現在も"神農さん"という"お祭り"が行われている。

　この時代の日本では，新しい薬を発見することは，ほとんど人智の及ばない空想の世界の出来事であった。そのような大それたことは，神様か一握りの天才に任せて，普通の人間は商売に精進すべであると考えたのであろう。いかにも大阪商人らしい割り切り方であるが，製薬企業としての基本技術（製造技術）が未熟な日本としては当然の選択であった。

　とは言うものの，薬種問屋も営利を目的とする企業である。やがて彼らは，

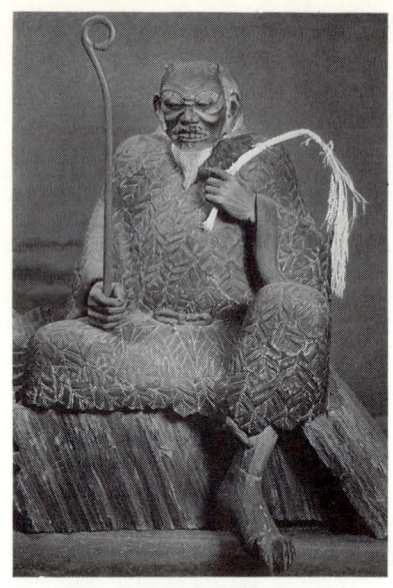

図1　湯島聖堂神農像

"神に対する冒涜"を始めることになる。より多くの利益を得るために，製薬に必要とされる免許（製薬業者免許）を取得し，生薬の中の有効成分の抽出精製を手がけるようになっていった。たとえば海人草エキスを駆虫薬として，樟脳（防虫剤）の成分を売薬・香料の原料として売り出した。

　時を同じくして，ペニシリン，ストレプトマイシン，あるいはクロロマイセチンといった抗生物質（単一の化合物）が，欧米人の手によって自然界の中から抽出精製された。ペニシリンが当時の英国首相チャーチルの肺炎に画期的に有効であったこと，さらに当時猛威を振るっていた結核にストレプトマイシンが抜群の効果を示したという情報も伝えられた。日本の製薬会社は，欧米産の薬（洋薬）の輸入・販売権の獲得に，しのぎを削ることになった。

　当然ながら，外国から完成品を輸入して，国内で販売したのでは利益は少ない。さらに多くの利益を得るためには，製造権（特許権）の譲渡を受けて，国内で製造しなければならない。そのような事情を反映して，製造権を得た医薬品を製造するための研究に主体が置かれた。逆に，そのお陰で，医薬品

の生産技術と生産設備は急速に整備されていった。

　日本政府としても洋薬の国産化の必要性を認め，東京大学と京都大学の医学部の中に薬学科を設置した。当然，薬学科のカリキュラムは，薬化学，薬品製造学，分析化学，衛生・裁判化学，薬用植物学，生薬学，調剤学など化学系の科目で占められた。

　この時代の日本を一言で言うならば，官民が一体になって製薬産業を興すと共に，その製造技術者の養成に努めた。

欧米で始まった合目的スクリーニング

　日本の製薬会社が，天然物由来の医薬品を製造するために，抽出・精製の技術を磨き始めた頃，欧米の製薬会社では生物学者（微生物学，薬理学）と化学者の協同によって新薬が開発された。たとえば，1899年にバイエル社が発売したアスピリン，1910年にヘキスト社が発売したサルバルサンなどである。このような経験が土台になって，1950年頃から，天然物以外の純合成品の中から医薬品を創製（創薬）する試みが盛んになっていった。

　1940～1950年代に欧米で開発された薬の中に，フェニルブタゾン（鎮痛消炎剤）やクロルプロマジン（トランキライザー）などがある。これらの新薬は，偶然に発見されたという点では，従来の天然物由来の医薬品と同じであった。ところが，純合成品であったために，容易に誘導体[4]を合成することができた。そのために，従来の"天然物化学的アプローチ（抽出・精製）による創薬"とは異なる，"化学的アプローチ（有機合成）による創薬"が可能になった。

　　化学的アプローチによる創薬方法は，『合目的スクリーニング』とも呼ばれ，次のようなプロセスから成っている。

　　最初に，有機合成化学の研究者が，他社先行品（たとえば前述のクロルプロマジン）を合成する。そして，動物実験を担当する薬理学の研究者に提供する。

　　薬理学の研究者は，動物を用いた実験によって，他社先行品の作用メカニズムを明らかにする。そして，"他社先行品と同じ作用メカニズム

4）最初に発見された化合物の化学構造を参考にしてデザインされた新規化合物。

を持つ化合物"を選別するための動物実験法（スクリーニング法）を決定する。

この段階から，新規化合物（他社先行品の誘導体）の合成が開始され，その薬効が上記のスクリーニング法で評価される。化合物選別（スクリーニング）の基準は『他社先行品と同等またはそれ以上の薬効を持つこと』である。

実は，このようなスクリーニングの中からイミプラミン（うつ病治療薬）やクロルジアゼポキシド（不安神経症治療薬）などのホームランが生まれた。

薬理学研究における日本と欧米の差

合目的スクリーニングが日本では始まらなかった理由の一つとして創薬に必要な技術レベルの差が挙げられる。当時の有機化学の研究レベルについて論じるのは私の任ではないが，長井長義博士以来，近藤平三郎博士，朝比奈泰彦博士を頂点とする薬学の有機合成陣は世界のトップレベルの業績を誇っていたという。一方，日本の薬理学研究は，欧米に約20年の遅れをとっていた。日本では医学部に薬理学の講座が設置されていたので，医学部に所属する薬学科には同一講座の設置が認められなかったことも災いした。

「The Pharmacological Basis of Therapeutics（グッドマン，ギルマン著）」は

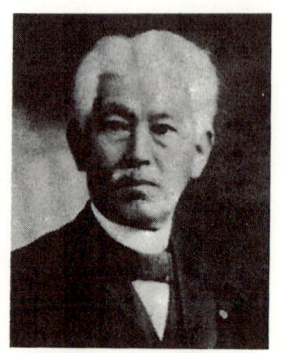

図2　長井長義
（山川浩司：国際薬学史．南江堂．2000）

現在でも世界で最も広く用いられている薬理学の教科書であり，その初版は1940年に刊行されている。つまり，欧米においては，1950年代で既に10年以上に及ぶ薬理学研究の歴史があった。この間に，薬の作用とその作用メカニズムに関するたくさんの情報が集められた。それらに基づいてスクリーニング法が開発され，多くの新薬が発見されることになった。

日本では，1957年に薬理学の教科書「薬物学（高木敬次郎著）」の初版が発行され，翌1958年に東京大学医学部から分離独立した薬学部の講義に用いられた。この本の序に，熊谷洋東京大学医学部教授は『すぐれた医薬品を創成するために，新化合物の生物に対する作用を検索する一分野である薬理学（薬物学と新称）が正規の学修コースとして採用され，各大学においても漸次独立の講座として認められるにいたったことは，慶賀にたえない処である』と記している。

薬理学の本来の目的を『医薬品の創成』と位置付けた熊谷教授の慧眼には敬服するばかりであるが，それが現実となるまでにはさらに10年間以上の試行錯誤が必要であった。後に述べるように，日本で合目的スクリーニングが盛んになったのは1970年代である。つまり，日本と欧米における創薬研究の歴史の差は，薬理学研究の差と言いかえることができるのかもしれない。

2．1960年代（試行錯誤の時代）

1961年に国民皆保険が実施され，その後医薬品生産高は年率20％以上の高成長を遂げることになる。しかし，依然として我が国の製薬企業の本質は輸入品の製造・販売業であった。彼らは外国製医薬品の輸入販売権の獲得競争を展開した。

一方，外国製医薬品の国内外での成功に刺激されて，徐々にではあるが，日本でも，『世界に通用する薬を開発することにより世界市場へ挑戦する』といった気運が生まれてきた。時を同じくして，新しい抗がん剤が梅沢浜夫博士（微生物化学研究所）によって発見された。天然物に由来するこの薬は，ブレオマイシンと名づけられ，世界中で使用された。

研究所の建設ラッシュ

日本の各製薬会社が研究所の建設を開始したのも，この時期であった。外国を模倣した研究所には，有効成分の抽出・精製を専門とする天然物化学，新しく化合物を合成する有機合成化学，そして動物で薬の作用を研究する薬

表3　中央研究所ブーム

1954（昭和29）年	武田薬品工業：総合栄養食品研究所創設
1956（昭和31）年	エーザイ：研究室完成
	藤沢薬品工業：大阪研究所と改称，東京研究所を設置
1957（昭和32）年	第一製薬：研究所設置
1958（昭和33）年	武田薬品工業：総合研究所設置
1960（昭和35）年	第一製薬：中央研究所完成
	中外製薬：総合研究所完成
	田辺製薬：東京研究所完成
1961（昭和36）年	塩野義製薬：新研究所完成
	吉富製薬：東京研究所完成
	エーザイ：第3研究室完成
	三共：研究所拡充
1963（昭和38）年	田辺製薬：化成品研究所，製剤研究所
1964（昭和39）年	藤沢薬品工業：中央研究所完成
	山之内製薬：中央研究所完成
	広貫堂：総合研究所竣工
	日本メルク萬有：試験研究所完成
	田辺製薬：組織改革により，東京研究所を有機化学研究所，発酵化学研究所，生物研究所とする
1965（昭和40）年	三共：中央研究所，生産技術研究所，農薬研究所
	大日本製薬：安全性研究室完成
	第一製薬：製剤研究所，発酵研究所
1968（昭和43）年	第一製薬：技術研究所
1969（昭和44）年	第一製薬：総合研究所に改組
	三共：発酵研究所新設
1970（昭和45）年	藤沢薬品工業：中央研究所第2期工事完成

（山川浩司：国際薬学史．南江堂．2000）

2. 1960年代 (試行錯誤の時代)

理学の研究者が配備された。

　この頃の彼らは，初めて野球道具を与えられた子供たちにも似て，ボールの投げ方・打ち方（創薬の方法論）においては全くの素人であった。その素人が，"見よう見真似"で開始した合目的スクリーニングの中から，画期的新薬（ホームラン）の第一号と第二号の芽が発見された。（芽が見つかっても，それが新薬として開発されるには，動物実験や臨床試験の期間が必要である。そのために，ホームランの芽は10年後の1970年代に花開くことになる。）

　日本全体からすれば，ほんの一握りの限られた製薬会社での出来事であったが，熊谷教授の言う『薬理学』が本来の役割を果たし，『有機合成化学』との協同が始まった。

基礎研究からの創薬に失敗

　他社先行品またはプロトタイプ化合物[5]のない，すなわち合目的スクリーニングが不可能な疾患領域でホームランを目指す試みも始まった。たとえば，当時薬理研究で日本一の陣容を誇ったA社は，"薬理基礎研究からの創薬"を目指した。

　ところが，どのような薬理基礎研究を実施したらよいか，いわんや基礎研究の成果をどのようにして新薬開発に結びつけるかというノウハウがいまだ存在しなかった。研究者は，基礎研究という名の下に試行錯誤を繰り返すことになった。その結果，学会での華々しい活躍の割には，彼らの研究から新薬が生まれることはなかった。

　　薬理学は『薬が先にあって，理屈が後からついてくる』と書き，薬が無いと始まらない学問である。薬の無い領域で基礎研究を行い，その成果を新薬創製に繋げるためには，後に述べるホームラン打法（逆転薬理学[6]）が必要であった。ところが，欧米で逆転薬理学が生まれ，その成

---

5) 誘導体合成のためのモデルとなる化合物の中でいまだ薬になっていないもの（因みに，他社先行品は既に薬になっているものを指す）。
6) 理屈（作用メカニズム）を先に決め，その後，理屈に合う薬を発見する新しい創薬の方法論。

果が明らかになったのは，1970〜1980年のことである．1960年代の日本にあって，しかも薬理学からホームランを目指すことは，所詮は無理というものであった．

模倣研究の始まり

『基礎（薬理）研究からの創薬』の失敗によって，『ホームランを狙ってはいけない』という日本固有の文化が生まれた．やがて，前述の一握りの会社を除く，ほとんどの製薬会社は"外国製品の完全な模倣"が新製品の開発に結びつく最も確実な方法であることを知った．

この流れを助長したのが，製法特許という日本の特許制度であった．外国で発明・発見されたものであっても，製造法さえ工夫すれば，特許料を払うことなく日本国内で販売が可能であった．

当然のことながら，新しい化合物を創造するという考えはなくなった．それどころか，1950年代に整備された生産技術と生産設備を拠り所として，ますます既存品の製造法に研究の主体が置かれた．たとえば，欧米人によって自然界の中から発見されたクロロマイセチン（抗生物質）である．日本の優秀な化学者によって，この画期的な新薬の全合成法[7]が開発された．

実は，上述の製法特許は未熟な国内製薬企業を守るために日本政府が採用した保護政策のひとつであった．この特許制度のお陰で欧米企業が苦心して開発した新薬を模倣することが許され，同時に創薬に必要な基本的技術（製造法）を習得することができた．その代償として日本の中で基礎研究から新薬を開発しようという研究陣の意気込みは失われた．

欧米では新薬ラッシュ

日本の製薬会社が創薬のための試行錯誤を重ねている頃，欧米の製薬会社では，新薬の創出を目指して合目的スクリーニングが活発に行われていた．有機合成化学研究者が提供する化合物の有効性を，薬理学研究者が，動物実験で評価したのである．

7）天然物を原料とせずに純粋に化学合成する方法．

有機化学／薬理学の中距離バッターコンビによって数多くのヒットとともに，プロプラノロール（狭心症用剤），ベラパミル（降圧剤），インドメタシン（消炎鎮痛剤）などのホームランが（欧米で）開発されることになった。

3．1970年代（環境変化が生んだヒット打法）

1970年代になると，日本の製薬会社としても，独自の新薬を緊急に開発する必要に迫られた。理由のひとつは，1975年に100％資本自由化が実施されることになっており，欧米の製薬会社が独自に企業活動を開始するための条件が整った。そのために，日本の製薬会社は外国製品の輸入に依存できなくなると考えられた。

さらに，1976年以降，医薬品の特許制度が，製法特許から物質特許に変更されることがはっきりしてきた。新しい物質特許制度の下では，化合物の製造法ではなく，化学構造そのものが特許の対象となる。そのために，他社の特許請求範囲外の新規構造化合物でないと独占的に販売することはできない。当然，他社製品の物真似でなく，独自の化合物の発見に方向転換するものと思われた。

改良研究の始まり

ところが，この状況下でも前述の『ホームランを狙ってはいけない』という日本独特の企業文化を助長する解釈が可能であった。つまり，物質特許制度を裏返して，『海外他社品の単なる模倣品でも，ほんの少し化学構造が異なっていれば，十分に新薬としての存在価値が与えられる』と解釈したのである。

ほとんどの国内製薬企業は，1950年代に欧米で始まった"合目的スクリーニング"という方法論を採用し，先行他社品と同じ薬効を持っていて，化学構造が異なる化合物の発見に努めた。製薬会社トップマネジメントも，創薬研究を自動車のモデルチェンジになぞらえて，"現行製品のマイナーチェンジこそ生きる道"であると説いた。"風雲急を告げる"当時としては仕方のない選択であった。

創薬研究の中心は，天然物化学研究者から有機合成化学研究者の手に移され，後者は外国製品の化学構造の変換，すなわち誘導体の合成を行った。そして，誘導体の薬効を薬理学の研究者が評価した。いわゆる改良研究の始まりである。

改良研究は日本国内の規制（非関税障壁？）によって守られた。たとえば，海外で既に発売していて，有効性・安全性が明らかな医薬品であっても，臨床試験データーのみならず，動物実験データーをも日本で取り直さなければ，国内で承認されなかった。結果的に，外国製品の国内流入が遅れ，その分だけ国産品にもチャンスが巡ってくることになった。

ヒットがたまたまホームランになった？

皮肉なことに，改良研究が主流となる以前の1960年代に開始された研究の中から，セファメジン（抗生物質）とジルチアゼム（狭心症用剤）という画期的新薬（ホームラン）が飛び出した。

セファメジン誕生の裏には，いまだ薬になっていないプロトタイプ化合物"セファロスポリンC"の将来性に賭けた経営者の慧眼と，優れたマネジメントがあった（これらについては後述する）。一方，ジルチアゼム誕生の裏には，ベンゾチアゼピン誘導体の薬理作用の中に，本来のトランキライザー作用とは異なる血管拡張作用を発見した研究者の存在があった。彼は，冠状動脈[8]が拡張すれば，狭心症発作[9]を未然に防ぐことができるのではないかと考えた。

言うならば，セファメジンもジルチアゼムも，海のものとも山のものともわからない新しい化合物または新らしい薬理作用に注目した独創研究の産物であった。しかし，実際の研究の経緯よりも，『始めに化合物（セファロスポリンC，ベンゾチアゼピン）があった』という側面が強調された。つまり，他社先行品の化学構造を変換することによって，最適の化合物を発見する"改良研究の一つ"と見なされたのである。そして，『ヒットまたはバントヒ

8）心臓の筋肉（心筋）の中を走り，心筋に酸素を供給する血管。
9）心筋が酸素不足になって発症する。したがって，冠血管を拡張して血液の流れを良くすれば心筋への酸素の供給も増加し狭心症が予防される。

ットと考えられていたものが，治療医学の流れに上手く乗って，たまたまホームランになった』と解釈された。

　"ヒット（改良型新薬）の延長がホームラン（画期的新薬）であり，ホームランは決して狙って打てるものではない"という日本独特の文化が生まれるとともに，"ヒットを狙うことを美徳とする"行動基準が出来あがった。

欧米ではクリーンヒット狙い

　当時の欧米にあっても改良研究という手法を全く用いなかったというわけではない。他社先行品またはプロトタイプ化合物の薬理作用の分析から，スクリーニング法を設定し，プロトタイプ化合物を真似た誘導体の中から，より良い薬を探索するという点では日本と全く同じであった。

　唯一違いがあったとすれば，それは到達すべき目標にあったといえよう。物質特許が取れれば（つまり，化合物の化学構造が新規であれば）効果は先行他社品と同じでも良いとする日本企業に対して，欧米企業は効果または副作用の点で他社先行品より優れていること（差別化）を目標にした。背景には，横並びを良しとする日本文化と，異質を許容し，奨励さえする欧米の文化の違いがあったのかもしれない。

　やがて，欧米でもこのような改良研究に限界が見えてきた。すなわち，改良の対象とすべき化合物が枯渇した。ちょうどそのころ，数々のクリーンヒットを生む原動力となった欧米の文化が，今度は創薬の方法論を革新するこ

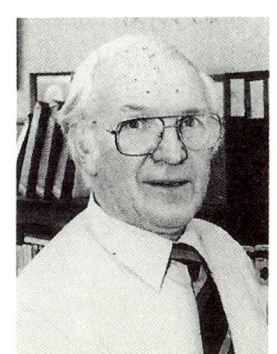

図3　ブラック（藤沢薬品工業（株）提供）

とになった。

英国で生まれたホームラン打法
　英国SKF社のブラック博士がプロトタイプ化合物や他社先行品の存在を前提としない，まったく新しい創薬の手法を編み出した。彼の業績を私なりに解釈すると，彼は，
　　①胃潰瘍の原因（病因）は胃液による胃粘膜の自己消化である。
　　②胃液は，レセプター（受容体）[10]に対するヒスタミンの作用が引き金となって分泌される。
　　③したがって，ヒスタミンレセプターブロッカー[11]は胃液分泌を抑制し，胃潰瘍に効く。
という作業仮説[12]から出発して，シメチジンという新薬（ホームラン）を創製することに成功した。別の見方をすれば，"他社先行品と同じ作用メカニズムを持つ化合物を探索するためのツール"として発達してきた薬理学（薬→理）を，ブラック博士が逆転させた（理→薬）ということもできよう。こうして，逆転薬理学／有機化学の長距離バッターコンビが生まれた。
　　逆転薬理学では，最初に作用メカニズムを考える（作業仮説を立てる）。そして，同じ作用メカニズムを持つ化合物を選別するためのスクリーニング法を開発する。次は，そのスクリーニング法を使ってプロトタイプ化合物を探索する。つまり，理屈（作用メカニズム）が先で，薬は後からついてくることになる。

偶然の入り込む余地が無い
　従来は，ホームランの前提となる，プロトタイプ化合物のほとんどは偶然に発見されていた。ところが，ブラック博士の場合は，必然性を持ってヒス

---

10) 体の中にある蛋白質の一種で，これに刺激薬が結合することによって生体の反応が起こる。
11) レセプターに結合することによって，レセプターと刺激薬の結合を防げ，生体の反応を抑制する薬。
12) 今後の研究によって証明するべく考え出された仮説。

タミン(レセプターの刺激薬)をプロトタイプ化合物として選択している。そして,ヒスタミンの誘導体の中からレセプターブロッカー(抑制薬)を探し当てた。

ある作用を引き起こす刺激薬から,反対の作用を持つ抑制薬を生み出すというのは,一般の人には偶然あるいは逆転の発想のように考えられるかもしれない。しかしながら,実は,当時次のような薬理学的な常識があった。

レセプターを刺激する物質と,ほんの少し化学構造の違う物質が,レセプターを抑制する(ブロックする)。つまり,刺激薬の化学構造を変えていけば抑制薬に到達できると考えられていた。実際,そのような考えに基づく成功例もあった。

さらに,ヒスタミンのレセプターには,抗ヒスタミン剤によってブロックされる既知のレセプター(後にH_1と定義された)以外に,もうひとつの新しいレセプター(後にH_2と定義された)があるというのも常識であった。

ブラック博士の業績について特筆すべきは,上述の二つのガチガチの常識(数学で言えば定理)から出発して,新しい薬(H_2レセプターブロッカー)を発明したことである。全てが理詰めであり,偶然の入り込む余地はほとんどない。

4. 1980年代(ヒットの延長がホームラン)

1981年に実施された大幅薬価全面改定(平均18.6%の値下げ)は,海外企業の技術力に依存する国内製薬企業の体質に対する警鐘であった。これが,日本の創薬研究に大きなインパクトを与えた。

『合目的スクリーニング』が活発化し,その中からヒットの延長としてのホームランが出現する。おまけに,既存の医薬品だけでなく生体内に存在する化学物質も誘導体合成のためのモデル化合物として注目されるようになる。

改良研究と遺伝子工学の隆盛

　1980年代の日本では，10年前に欧米で開発された画期的新薬（ホームラン）のニフェジピン（抗狭心症薬）やシメチジン（抗潰瘍薬）が爆発的に売り上げを伸ばしていた。これらの新薬をモデルとし，その化学構造を変換することによって，ニカルジピン（ニフェジピンの改良品）やファモチジン（シメチジンの改良品）が発見され，ヒットの延長としてホームランになった。

　一方，1970年代に鳴り物入りで登場した遺伝子工学が，生体内に存在する化合物（ペプタイド）を大量に製造することを可能にした。製造の対象になったのは既に薬効が明らかなホルモンや酵素である。こうして，インターフェロン（肝炎治療薬）やウロキナーゼ（血栓症治療薬）などの新薬が市場に送り出され，莫大な売上を示した（ホームランになった）。

　同じく生体内に存在し，強力な生理作用を持つホルモンとして，プロスタグランジンとLH-RH（Luteinizing hormone-releasing hormone）があった。これらのホルモンには，『血液中の酵素によって速やかに分解されて，生理作用を失う』という欠点があった。ところが，プロスタグランジンはペプタイドではないために遺伝子工学の対象とはならない。そして，当時の遺伝子工学は，生体内にあるものと同じ化合物を作ることに目標を絞っていたために，LH-RHの欠点を改善することはできない。

　そこに目をつけたのが有機合成化学の研究者であった。彼らによって，ゲメプロスト（妊娠中絶用剤）を始めとするプロスタグランジンの誘導体，そしてLH-RHの誘導体のリュープロレリン（前立腺ガン治療剤）が合成され，これまた画期的新薬として医薬品市場に受け入れられた。

　この時代に日本で創製された以上の新薬は，『化学的アプローチ』によるものであり，いずれもヒットの延長線上にあるホームランであった。結果として，前述の"ヒットを狙うことを美徳とする"日本文化が補強された。さらには，『ヒットさえも要らない，バントヒットで十分である』とする風潮もあった。ヒットにしても，バントヒットにしても，プロトタイプ化合物／他社先行品なしでは始まらないことは既に述べたとおりである。

　化合物を作り出す有機合成化学と遺伝子工学が，創薬の主役の座を占め，

4. 1980年代 （ヒットの延長がホームラン）

薬理学はスクリーニングを担当するか，あるいはスクリーニングされた化合物の特徴を見つけ出す役割を担った。一方，遅れ馳せながら日本でも『生物学的アプローチ』による創薬方法 "逆転薬理学" が胎動を始めていた。（この場合も新薬として実を結ぶのは10年後の1990年代である。）

各種規制撤廃への要求

　日本の医薬品市場の急速な成長は，遂に欧米諸国の注目するところとなった。彼らは，日本政府に医薬品市場の完全開放を迫ってきた。前述の『海外で既に発売していて，有効性・安全性が明らかな医薬品であっても，臨床データーのみならず，動物実験データーをも日本で取り直さなければ，国内で承認されなかった』という規制（非関税障壁？）が批判の対象になった。

　やがて日本政府は，欧米の批判をかわすためにGLP（Good Laboratory Practice：動物実験指針）／GCP（Good Clinical Practice：臨床試験指針）／GMP（Good Manufacturing Practice：医薬品の製造指針）などの完全施行を決定した。

　これらの指針は新薬に関する動物実験法，臨床試験法，製造法・分析試験法などのプロセスを事細かに規定したものである。したがって，指針を守れば，世界中どこでも，同じ品質の薬が製造され，同じレベルの実験データーが得られることになった。ということは，前述の『海外で既に発売していて，…』という規制の根拠がなくなったことを意味している。

　長い間医薬品市場の完全開放を阻止してきた障害の中で，残っているのは『新医薬品の承認審査のために必要とされる資料の内容が，欧米と日本で異なる』ことのみとなった。この障害を取り除くために，1989年からICH（International Conference on Harmonization of Technical Requirements for Registration of Pharmaceuticals for Human Use，日米欧医薬品規制ハーモナイゼーション国際会議）が始まった。

　（GLP／GCP／GMP，そしてICHについては巻末の用語解説を参照されたい）

5．1990年代（日本は欧米に追いついた）

　1990年代にICHが大きく進展し，ほとんど全ての部分で欧米諸国と合意に達した。規制撤廃によって，日本においても，外国で得られたデータを新薬の承認審査資料として利用することが可能になった。

　環境変化と共に，国内の新製品も海外の新製品と対等の基準で評価されることになった。その結果，日本でのみ通用するローカルドラッグ[13]が否定され，明らかに他社品と差別化されたクリーンヒットあるいはホームランのみが存在を許される状況が成立した。改良研究を頼りにしてきた日本にとっては大ピンチのはずであった。

　ところが，このような時代の流れを予見したかのように，国内製薬会社によってクリーンヒットばかりでなくホームランも創出された。何の事はない，日本の製薬産業を守るために設けられた規制を撤廃することによって，日本は欧米に追いついたといえる。

ホームランとクリーンヒット

　ヒット狙いの改良研究からは，ドネペジル（老年痴呆治療剤），ランソプラゾール（胃潰瘍治療剤）タムスロシン（排尿障害治療剤）などのクリーンヒットが生まれた。成功の裏には，他社先行品の薬理作用と特徴を詳しく検討した薬理研究者と，新しい化合物を合成した有機化学研究者の協同作業があった。

　一方，プラバスタチン（高脂血症治療剤），ピオグリタゾン（糖尿病治療剤），カンデサルタン（降圧剤），タクロリムス（臓器移植用剤）などは，物真似ではない正真正銘のホームランである。しかも，皮肉なことに日本がこれまで避けてきた『創薬のための基礎研究』の成果であった。ホームラン打

13）有効性が外国製品と同じで化学構造だけが異なる類似薬，または有効性について国際的な同意が得られなかったために，外国で承認されなかった薬。

5. 1990年代（日本は欧米に追いついた）

法（逆転薬理学），そして少数の研究者によるゲリラ戦法の戦果であったともいえる。

『コレステロールを合成する酵素（HMG-CoA還元酵素）を抑制することができれば高コレステロール血症や動脈硬化が治る』という理論から生まれた化合物がプラバスタチン（高脂血症治療剤）であった。

『血圧を上昇させる物質（アンジオテンシンII）のレセプターをブロックすれば高血圧が治る』という理論から生まれた化合物がカンデサルタン（降圧剤）であった。

『リンパ球が自己とは異なる（異種の）細胞を殺してしまう"混合リンパ球反応"を抑制すれば，移植時の拒絶反応を予防することが出来る』という理論から生まれた化合物がタクロリムス（臓器移植用剤）であった。

欧米が日本を真似る

この時代に欧米で開発された新薬の中では，スマトリプタン（偏頭痛治療剤），パロキセチン（抗うつ剤），シルデナフィル（勃起障害治療剤）などがホームランであり，リスペリドン（トランキライザー），ロサルタン（降圧剤），リバスチグミン（老年痴呆治療剤），アムロジピン（降圧剤），シンバスタチン（高脂血症治療剤）などが，クリーンヒットに数えられる。

注目すべきは，国内製薬会社にスピードで勝る欧米の製薬会社が，日本で発見された画期的新薬のタネの化学構造を変換（改良研究）して，ロサルタンやシンバスタチンなどのクリーンヒットを飛ばし始めたことである。このようなことも原因となって，最近では，日本における改良研究の成果が先細りになりつつある。

6. 2000年代～（世界レベルの創薬競争）

巻末の『新薬開発の歴史』からも明らかなように，1960年代までに日本で開発され，そして世界で使用された医薬品はほとんどなかった。1970年代になって，ようやく日本からも"世界に通用する薬"が創出されるようになっ

表4　日本が欧米に遅れをとった原因

◆外国から完成品が輸入できた（創造性が不要）
◆各種の規制（1975年に資本自由化，Pre-ICH）
◆特許制度（1976年に製法特許→物質特許）
◆合成薬学が創薬研究の担い手（医学の不在）
◆化合物中心の薬学教育（病理学教育の不足）
◆スクリーニング体制の不備（薬理学教育の遅れ）
◆バイオベンチャーが育たない（リスク回避）
◆日本の文化（国際感覚の欠如，横ならび主義）
◆成功体験（ヒットの延長がホームラン）

たのであるが，やはり欧米との間には大きな差があった。（日本が欧米に遅れをとった原因を表4に掲げた。）

1990年代になって，やっと日本が欧米に追いついたと思われた。まさしくその時（2000年）から，新しい世界レベルの創薬競争が始まった。強きが弱きを挫き，速いものが遅いものを食う時代の到来である。果たして日本の製薬産業は生き延びることができるのだろうか。

第Ⅱ章　ある製薬企業の挑戦

　製薬会社の文化と発展の歴史の大略を理解したところで，私がかつて働いた藤沢薬品（以下B社とする）に焦点を移してみる。
　他の製薬会社と同様に薬種問屋から出発したB社は，1960年代と1980年代の2度変革を試みる。

1．1960年代における最初の挑戦

　1960年以前のB社は典型的な日本の製薬会社であったといえよう。ビタミン剤や駆虫剤などの数品目を除くと，ほとんどの有力商品が外国製品であった。製薬メーカーとはいうものの，実際は，輸入販売が主体で，いわば薬の商社のようであった。
　ところが，1960年から1970年代にかけて，こういった状況を一変させ，真の製薬メーカーたらしめる大異変が起こった。それは，初めて野球道具を与えられた子供が，いきなりホームランを打ったようなものであった。まぐれ当たりといってしまえばそれまでであるが，そこに至る過程にはいろいろと学ぶべきことが多い。

ペニシリンに似て非なる抗生物質
　イタリアの細菌学者ブロッツ教授は，1951年にサルジニア島の土の中からセファロスポリンCという抗生物質を産生する菌を発見した。その後，研究は英国のオックスフォード大学などの研究者によって引き継がれた。同大学のアブラハム教授らによって明らかにされたセファロスポリンCの化学構造は，ペニシリンと類似しているものの，基本骨格に違いがあった。そのために，ペニシリン分解酵素によって分解されず，この酵素を産生するペニシリ

ン耐性菌[14]に対しても抗菌作用を示すのであった。しかし，自身の抗菌作用は弱く，さらに強力な化合物を見つけるなど，医薬品にするためのさらなる研究が必要とされていた。

一連の研究を統括していたNRDC（英国国立研究開発公社）は，ペニシリンに代わる新規抗生物質の早期実用化を実現するために，共同研究を世界に呼びかけることにした。ちょうどその頃の1960年，B社のT社長が欧州歴訪中であった。

巨額の投資

T社長が研究契約のドラフトを持ち帰ったためにB社内の議論は賛否両論にわかれて沸騰することとなった。1960年といえば，ほとんどの国内製薬会社が外国製品の輸入に血眼になっていた時代である。もちろん，基礎から研究を始めて，新薬を開発しようとした会社は見当たらなかった。おまけに，契約締結のためには当時の5000万円という大金が必要であった。

ともすると否定的になりそうな経営会議の雰囲気を一変させたのが，S常務（後の社長／会長）の『やろうじゃないか，損をしても，技術を磨くための授業料を支払ったと思えばよいではないか』という発言であったという。

それ以前の彼は"基礎研究から薬を創製することはできない"という信念を持っていた。そのために，研究所の所長クラスを掴まえては，"君たちに金をやっても，（技術を磨くどころか）ドブに捨てるぐらいしかできないだろう"と毒づいてみせていたという。『ドブに捨てる』は，恐らくは前述のA社研究所の失敗例を指していると思われる。

憶測は別にして，S常務の"ご乱心（？）"によって，翌1961年にB社とNRDCとの間で契約が締結された。

後発品が大当たり

新しいことに挑戦するのが研究者であり，世間からもそのような目で見ら

---

14) ペニシリンの抗菌作用に対して抵抗性を獲得した（すなわち，ペニシリンが効き難くなった）病原菌。

れているに違いない。ところが、全く逆説的に、研究者ほど保守的なものはないというのも一面の真実である。創薬の成功確率が余りにも低すぎることが、彼らをして、一度なりとも成功した（成功の寸前までいった？）従来の方法を選択させるのかもしれない。

　安住の地を離れ、前人未到の地に足を踏み入れることになったB社の研究者は危機意識を持った。おまけに、彼らがセファロスポリン系抗生物質の研究を開始してから間もなく、欧米の競合他社が有望なセファロスポリン系抗生物質を開発したというニュースが飛び込んできた。これが、研究者の危機感に拍車をかける結果となった。そして、なんとか数年後には、先行品に勝る開発候補品Aを見つけることができた。

　しかしながら、この化合物には予期せぬ毒性が発見された。そのために新薬になる遥か以前の段階で、医薬品としての開発が中止されてしまった。焦った（？）研究陣は、他社先行品と比べて、クレブシェラ菌やプロテウス‐ミラビリス菌に対する抗菌活性がやや強く、服用後の作用持続時間が長い化合物Bを開発候補品として選んだ。他社に遅れること5年の後発品である。ホームランというよりは、バントヒットが精一杯と考えられていた。

　ところが、この開発候補品は厚生省の難関をすんなりと通過し、新薬として承認されてしまった。時は1971年、NRDCとの契約から数えて丁度10年目の出来事であった。その後、この新薬B（セファメジン）は臨床で使用されるにしたがって、当初の予想とは異なって、競合他社品に勝る大ホームランであることがわかってくる。上記のクレブシェラ菌やプロテウス‐ミラビリス菌が、当時問題となっていた感染症の原因菌であることが多く、これが新薬Bにとって追い風となった。

成功体験の光と陰

　新薬のおかげで、B社は、国内のトップ製薬メーカーに踊り出た。しかも、その後10年間以上にわたって右肩上がりの成長を続けることになった。ところが、他の多くの例と同様に、この成功体験にも光と共に陰の部分があった。さらに、成功を重ねるためには、以下の事実を正しく認識する必要があった。

①成功する保証が無い段階でセファロスポリンの研究テーマを決断した。
②すぐれたマネジメントが成功の鍵であった（この点については後に詳述する）。
③新薬発見の裏には必ず基礎研究の成果がある。感染症の場合，表5に示すように既に19世紀中に『病原微生物の発見』そして『スクリーニング法の開発』という基礎研究は終了していた。

表5　主な純粋培養に成功した病原微生物とその発見者

1849	炭疽病菌	ボンダー（ドイツ）
1865	炭疽病菌	ダヴェーヌ（フランス）
1876	脾脱疽病菌	コッホ（ドイツ）
1879	淋病	ナイサー（ドイツ）
1879	ハンセン菌	ハンセン（ノルウェー）
1880	腸チフス菌	エベルト（ドイツ）
1881	黄色ブドウ状菌	オグステン（イギリス）
1881	マラリア原虫	ラベラン（ドイツ）
1882	連鎖状球菌	フェールアイゼン（ノルウェー）
1882	結核菌	コッホ（ドイツ）
1883	ジフテリア菌	クレーブス（ドイツ）
1884	コレラ菌	コッホ（ドイツ）
1884	破傷風菌	ニコライエル（ドイツ）
1885	大腸菌	エッシェリッヒ（ドイツ）
1886	肺炎双球菌	フレンケル（ドイツ）
1887	脳脊髄膜炎菌	ライクセルバウム（ドイツ）
1889	破傷風菌	北里柴三郎（日本）
1892	インフルエンザ菌	プェッファー（ドイツ）
1894	ペスト菌	エルザン（フランス）
1896	パラチフス菌	アシャール，ベンゾード（フランス）
1897	赤痢菌	志賀潔（日本）
1903	トリパノソーマ	ルイス（ドイツ）
1904	日本住血吸菌	桂田，藤波（日本）
1905	スピロヘータ	サウディン，ホフマン（ドイツ）
1907	デング熱	アンシュバーン（アメリカ）

（山川浩司：国際薬学史，南江堂，2000）

1. 1960年代における最初の挑戦　27

④しかも，一旦スクリーニング法（抗菌活性測定法）とプロトタイプ化合物（セファロスポリンC）が決まってしまうと，それ以上の変革の余地は少なかった。

⑤ところが，感染症以外の領域では，数多くの病因，スクリーニング法，プロトタイプ化合物が考えられる。最低でも，『病因の理解』と，それに基づいた『スクリーニング法の開発』という基礎研究が必要であった。

　セファロスポリンの場合，あまりに鮮やかな成功体験であったために，これらの事実が正しく認識されなかったようである。おまけに，S常務の『カリスマ性』と共に『基礎研究嫌い』は鳴り響いていた。彼の考えを踏襲する『親派』も育っていた。

収益構造の変化

　いくら画期的新薬といっても，発売後10年ともなると，さすがに売上の伸びが鈍化してくる。1980年度の決算によれば，B社の売上高は1559億円ながら，経常利益では323億円で，過去最高を記録した。反面，営業利益は前年比減益となり，それまでひたすら好調な道のりを辿ってきた業績も，ついに歪みがみられるようになってきた。さらに1981年度は，大幅薬価引き下げが予定されており，その影響によって，一段と業績が悪化することが予想された。

　次の新薬が待たれる一方で，感染症領域で成功したことが，研究開発にとってはかえってアダとなっていた。新規化合物の供給を担当する有機合成化学研究員の大部分が抗生物質に集中していたために，他社が成果を挙げつつあった感染症以外の，たとえば循環器疾患や消化器疾患領域での新薬開発がほとんど手付かずの状態であった。

　もちろん，これらの領域で黙々と研究している薬理研究員はいた（実は私もその一人であった）。しかし，彼らの研究成果から新しいスクリーニング法が開発され，それが新薬の発見に繋がる可能性は低かった。肝心の化合物なしでは，薬理（くすりが先で理論が後になる）研究員としては腕を振るえないのが当時の日本の常識であった。

2. 1980年代における2度目の挑戦

　収益構造の変化に対応して、体質強化を図るため、B社は1980年12月、経営全般の改善について検討を開始した。翌1981年6月には、企業経営コンサルタントM社に依頼して、全社の組織・戦略全般について分析した。

生き残りを賭ける

　時間をかけた検討の結果、『日本、米国、欧州の三極において、新薬の同時開発・同時発売ができる国際企業に成長する』という組織目標が提案された。ほとんど同じ大きさの医薬品市場を持つ三極で成功すれば、当然売り上げは三倍増する。年間売上が1500億円そこそこのB社としても、5000億円という数字を達成することが可能であった。おまけに、『10年後には世界ランキング20位以内の製薬会社しか残らない、20位以内に入るために必要な売上は年間5000億円である』との予測もあった。いかにもM社らしい分析結果であり、実に理に適った目標設定であった。

　1983年、いよいよB社の挑戦が始まった。同年3月には、西ドイツの製薬会社の発行株式28％を取得した（その後、1988年3月には、持ち株比率を74％に増加させることになる）。続いて、1984年12月には、米国の製薬会社への資本参加を決定した（その後、1990年4月に、100％出資の米国子会社とする）。いずれも、医薬品を製造・販売するための拠点であった。

　欧米に橋頭堡を築いても、弾が無くては戦争はできない。弾である"世界に通用する新薬"を研究開発するのはB社本体の役目とされた。当然、日本の研究所の組織体制そのものが、国際化と同時進行で整備されていった。

合理的な研究所組織

　M社による分析結果の中から、医薬品の研究開発に関するものを拾い挙げてみる。そこには、次のようなことが指摘されていた。

2. 1980年代における2度目の挑戦

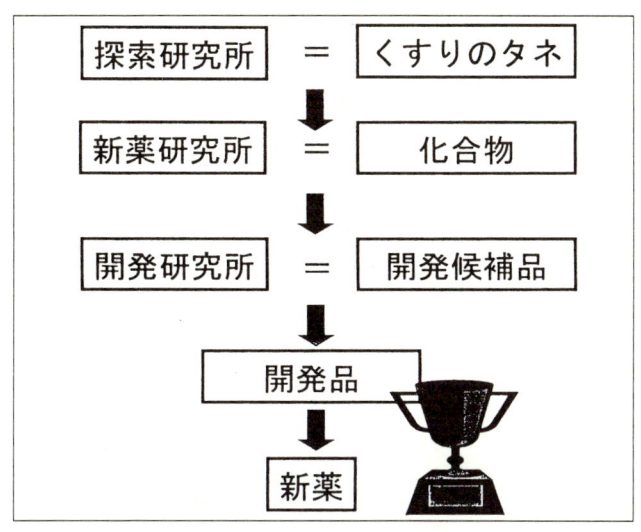

図4 合理的な研究所組織

① 研究開発の経済効果が悪化している（投資に見合った新製品が得られていないという意味）。
② 研究開発力が得意分野（抗生物質）に偏っている。
③ 将来の期待事業領域（循環器病薬を始めとする老人病薬）や規模（目標年間売上5000億円）に見合った独創的なテーマの創出能力が不足している。
④ 早急に抜本的対策を講じる必要がある。

これらの分析結果に基づいて，新しい研究所組織が提案された（図4）。探索研究所で生まれた独創的新薬のタネ（シード）が，新薬研究所で有望な化合物に吹きかえられる。やがて，開発研究所において化合物の安定性，安全性，有効性，吸収・分布・代謝・排泄が試験され，化合物から開発候補品になる。その後，開発候補品はトップマネジメントの厳しい選択を受けて開発品となる。さらに，患者での有効性が評価され，厚生省の許可を受けた後に，新薬となって世の中に出ていく。

各研究所の成果が『薬のタネ→化合物→開発候補品→開発品→新薬』という順序に切れ目無く流れていく非常に合理的な研究所の組織体制であった。

第Ⅱ章　ある製薬企業の挑戦

1つの新薬の開発には10～18年、150～200億円を必要とする。

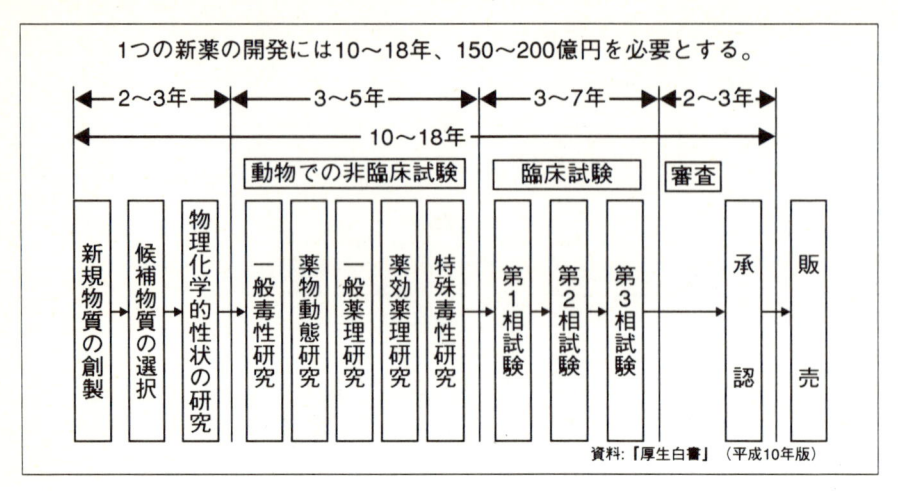

```
←2～3年→←  3～5年  →←  3～7年  →←2～3年→
←――――――――― 10～18年 ―――――――――→
                動物での非臨床試験    臨床試験    審査
新規物質の創製 | 候補物質の選択 | 物理化学的性状の研究 || 一般毒性研究 | 薬物動態研究 | 一般薬理研究 | 薬効薬理研究 | 特殊毒性研究 || 第1相試験 | 第2相試験 | 第3相試験 || 承認 || 販売
```

資料：「厚生白書」（平成10年版）

図5　新薬開発のプロセスと期間

段階	化合物数	次の段階に移行できた確率	累積成功率
合成（抽出）化合物数	386,516		
非臨床試験開始決定数	248		1：1,559
臨床試験開始数	141	1：1.8	1：2,741
承認申請数	83	1：1.7	1：4,657
承認取得	64	1：1.3	1：6,039
自社開発	40		1：9,663
導入	24		

会員会社17社での最近5カ月（1994～1998年）の例

図6　新医薬品開発の成功率（日本製薬工業協会）

　図5に薬のタネが新薬になるまでのプロセスと期間が示してある。データは少し古いが，日本で全てを完了するには10～18年，150～200億円を必要とするとされていた。図6には新医薬品開発の成功率が示してある。合成または抽出された386,516個の化合物の中で新薬として承認されたのが64個。自社開発品はわずかに40個である。すなわち自社開発品の成功率は9,663個に1個となって，ほとんど10,000個に1個（万が

一)という確率である。

探索研究所の発足

1983年4月に、"世界に通用する新薬"を目指して、探索研究所が誕生した。新しいコンセプトに基づく研究所という触れ込みで、研究員は、ほとんどが若い研究者によって構成された。新しい皮袋に、新しい葡萄酒というわけで、非常に活気に充ち溢れたスタートとなった。

探索研究所の組織は、天然物研究部、有機化学研究部、薬理研究部などで構成され、その組織目標は、『新しい薬のタネを探すこと』とされた。このタネというのが、研究者の夢を掻き立てる、実に良くできた言葉であった。アイデアであろうと、化合物であろうと、何でも良いとされたために思考の範囲が広がった。

当時は、"くすりのタネ（他社先行品）は既に存在する"という考えと、"くすりのタネは偶然に発見される"という二つの考えがあった。そのような状況の中にあって、『薬のタネ探し』という明確で革新的な目標を持った探索研究所の設立は、われわれ研究者のみならず、B社に勤務するほとんどの人に非常に強いインパクトを与えた。

1) 戦略／戦術に関する議論

薬のタネ（アイデア／化合物）をどのようにして探索するかという具体的な戦略／戦術については、1983年10月からスタートしたプロジェクトチームで論議が重ねられることになった。真っ先に問題になったのが、実は、"アイデアとプロトタイプ化合物の、いずれを優先するか？"ということであった。

今にして思えば"卵が先か鶏が先か"という議論に似て、どちらでもよい話であり、役割を分担すれば済むことであった。しかし、当時は役割を分担するという考えはなく、二者択一の問題として捉えられた。それだけに大真面目な議論が展開された。

薬のタネは化合物とスクリーニング法

　創薬とは，文字通り"薬を創造する"ことであり，経験したことのない人にとっては非常に難しいことのように思えるかもしれない。われわれ経験者にとっても，非常に困難なことに違いはない。しかしわれわれの場合は，"薬のタネ探しに始まって新薬として売り出されるまでの全てのプロセスを考慮した場合に"難しいと言うのであって，薬のタネ探し自体がそれほど難しいとは考えていない。

　私は，過去の経験から"薬のタネ"に関して，次ぎのように単純化して考えていた。改良型の新薬（ヒット）あるいは独創的新薬（ホームラン）のいずれを目指すにしても，最低限必要なものは，『病気』，『化合物』，そして化合物の『評価法』である。

　特別な場合を除いて，普通は病気を特定せずに創薬研究を開始する筈はない。一方，化合物があれば評価法（スクリーニング法）を開発することができる。逆に，スクリーニング法があれば化合物を探索することができる。したがって，化合物またはスクリーニング法のいずれかがあれば，創薬を開始することが可能となる。

改良研究

　改良研究の場合は，その意味するところから言っても，改良の対象となるプロトタイプ化合物または他社先行品が存在するはずである。一方，スクリーニング法に関しては『既に存在する』場合と，『いまだ（B社には）存在しない』場合とに分けられる。
　① "スクリーニング法が既に存在する"場合は，プロトタイプ化合物／他社先行品の誘導体を供給する有機化学の研究者と，スクリーニングを担当する薬理の研究者さえ揃えば，すぐにでも創薬研究を開始することが可能である。
　② "スクリーニング法が存在しない"場合は，薬理研究者が過去の論文（文献）を調べたり，実際に動物実験を行うなどして，プロトタイプ化合物／他社先行品の作用メカニズムを明らかにしなければならな

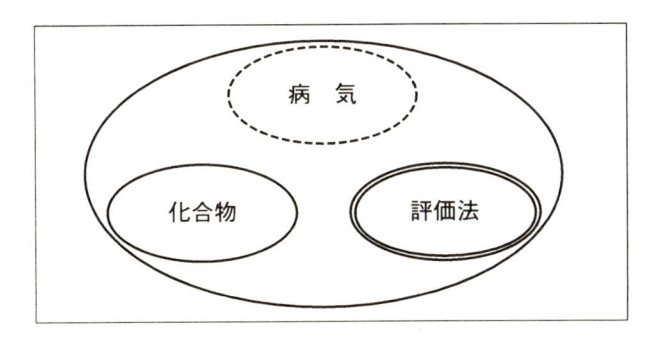

図7 創薬のスタートに必要なのは化合物と／または評価法

表6 改良研究と独創研究

	プロトタイプ化合物	スクリーニング法
改良研究	存在する	存在する／存在しない
独創研究	存在しない	存在しない

い。その後，作用メカニズムに基づいたスクリーニング法を開発する。既に述べた薬（化合物）が先にあって，理屈（作用メカニズム）が後からくる『薬理学』である。

独創研究

　この場合は，具体的に『記憶力の良くなる薬』を探し出すことを考えるとわかりやすい。もちろん，この種類の薬（プロトタイプ化合物）は世の中に存在しない。一方で，間違いなく，記憶力の良いヒトと記憶力の悪いヒトは存在する。
　後者に新しい化合物を飲んでもらい，記憶力が良くなるかどうかを試験することは理論上は可能である。しかし，そのためには1個1個の化合物について，あらかじめ，副作用や毒性が無いことを明らかにしなければならない。到底，数多くの化合物の効果を試すこと（スクリーニング）は望めない。
　ところが，動物で実施可能なスクリーニング法があれば，比較的容易に化合物の薬効を評価できる。数多くの化合物を試すことも可能となる。しかし，実際に動物で評価するとなると，かなりの量（数グラム）の化合物を合成す

る必要があり，動物実験自体にも手間がかかる。動物愛護の問題もあろう。より簡便な，スクリーニング法が必要になってくる。

そこで，試験管内の実験をスクリーニング法として利用することができれば，化合物の量が少なくて済み（数マイクログラム〜数ミリグラム），場合によってはランダムスクリーニング[15]も可能になる。手持ちの化合物[16]の中から，プロトタイプ化合物そのものを発見することも容易になろう。

プロトタイプ化合物を見つけてしまえば，独創研究といえども改良研究と同じになる。上で述べたように，『誘導体を供給する有機化学の研究者と，スクリーニングを担当する薬理の研究者さえ揃えば，すぐにでも創薬研究を開始することが可能となる。』

独創研究のためのスクリーニング法の開発

ここで，『スクリーニングとは病気の引き金となっているホルモンや酵素に対して，化合物がどのような影響を及ぼすかを試験することである』という事実を理解しておかねばならない。

つまり，『記憶力の良くなる薬』のスクリーニング法を探し出すためには，まず記憶力が悪い原因（病因），そして，その引き金となっているホルモンや酵素について知らなければならない。

次は，それらのホルモンや酵素に対して，化合物がどのような影響を及ぼすか（簡単に言えば，抑制するか増強するか）を試験するための実験法を開発する。これが試験管内で実施可能であれば，最も簡便なスクリーニング法となる。

記憶力が悪い原因などわかるわけがないと考える人が多いかもしれない。しかし，現在では脳の神経シナプス[17]の数が記憶力と関係していると考えられている。神経シナプスが，どのようなホルモンや酵素の働きによってできてくるかがわかれば，『記憶力の良くなる薬』の開発も可

---

15) 入手可能な化合物を手当たり次第にスクリーニングする方法。
16) ほとんどの製薬会社では過去に合成した化合物を化学構造によって分類保存している。
17) 神経と神経が連絡し合う場所で，ここで上位の神経から放出された伝達物質が下位の神経に情報を伝える。

能である。

逆転薬理学

　結論に至るまでに，随分と遠回りをしてしまった。要するに『改良型の新薬ではなく，独創的新薬を目指した薬のタネ探しは，スクリーニング法を開発することから始めなければならない。そのためには，病気について研究すること，すなわち病態研究から始めなければならない』というのが私の考えである。

　つまり，薬が先にあって，理屈が後からついてくる『薬理学』ではなく，理屈（作用メカニズムに基づいたスクリーニング法の開発）が先で，薬が後になる『逆転薬理学』を目指した。

　当然のことながら激しい議論が巻き起こった。化学研究サイドは，"スクリーニング法が見つかっても，プロトタイプ化合物がなければ，われわれ（有機化学研究部）としては誘導体を合成することができない。薬理研究部としてもスクリーニングができないではないか。したがって，文献や特許情報などからプロトタイプ化合物を探すことに集中すべきである"と主張した。天然物研究サイドも同じ意見で，スクリーニング法よりも，まずプロトタイプ化合物を見つけることを優先するべきであると考えていた。

　1980年代といえば，日本の多くの製薬会社が他社先行品の化学構造式をお手本にして，改良研究（薬効が同じで化学構造が異なる化合物の探索）を活発化していた頃である。化学研究サイドや，天然物研究サイドの考えが尤もであり，われわれ（薬理研究部）の考えは気違いじみていると映ったとしても不思議ではなかったのかもしれない。

表7　薬理学と逆転薬理学

薬理学；薬が先で理論が後になる
（化合物）→（評価法）→（改良型新薬）
逆転薬理学；理論が先で薬が後になる
（評価法）→（化合物）→（独創的新薬）

2）探索研究所の方針

　口角泡を飛ばした議論の割には結論は簡単であった。探索研究所としては，いろいろなアプローチ法を採用しようという考えのもと，戦略／戦術に関しては各研究部の責任者に一任されることになった。つまり，異なった経験と技術を持つ研究者が，それぞれに，独自の薬のタネ（スクリーニング法／プロトタイプ化合物）探しをはじめることになった。

天然物研究部の戦略／戦術
　天然物研究部の役割は，大腸菌などの微生物が生産する代謝産物の中から，薬のタネとなる化合物（たとえば前述のセファロスポリンCのようなもの）を探し出すことである。
　全く新しい化合物を探し出すという意味では，ホームラン狙いと言えるのかもしれない。しかしながら，そうそう簡単に薬のタネとなる化合物が見つかるわけではない。特に抗生物質の分野では既に研究し尽くされた感すらあった。
　そこで，彼らは他社がいまだ参入していない新しい病気をターゲットにすると共に，有望な化合物を発見する確率を上げることに目標を絞り，遺伝子操作による菌種改良をも視野に入れるとした。

有機化学研究部の戦略／戦術
　有機化学研究部の役割は，プロトタイプ化合物／他社先行品（たとえば前述のシメチジン）に化学的修飾を加え，より安全で効果に優れた新規化合物（たとえば前述のファモチジン）に変換することである。いうなれば，改良研究であり，ヒット狙い，あるいはヒットの延長線上にあるホームラン狙いである。
　しかしながら，方が一の世界（合成した10,000個の化合物の中から，1個

の新薬が当たる程度の確率）といわれており，決して容易なことではない。そこで，彼らも，有望な化合物に到達する確率を上げることに目標を絞った。経験と勘に頼った従来の方法に加えて，化合物探索のための新しいアプローチ法が必要であると考えたのである。そのためにはコンピューターを使って有望な化合物の化学構造を予測するドラッグデザイン[18]の採用が必要であるとした。

薬理研究部の戦略／戦術

薬理研究部は，探索研究所ができてから新しく設置された部門である。そのために，所属員は，動物での薬効評価を担当していた旧薬理研究部門出身者，あるいは多少なりとも動物を扱った経験のある旧天然物研究部門出身者らの数名を除いては，ほとんど新入社員で占められた。

組織の運営その他については，数少ない薬理研究経験者として，この部門のリーダー役を仰せつかった私に事実上一任された。それが幸いであったか，不幸の始まりであったかは別にして，私は『病態研究』から画期的新薬を見つけ出すホームラン狙い（長期テーマ）と，『プロトタイプ化合物の改良』によるヒット狙い（短期テーマ）との両方を目指すことを提案した。私の提案は了承され，長期テーマ50％，短期テーマ50％の比率で研究を始めることになった。

かつて薬理研究で同じ釜のメシを食った先輩からは，"薬の作用メカニズムから薬を創ろうとするおまえらの考えはサカサマだ"と批判（忠告？）された。私は"サカサマは承知の上，むしろ逆転の発想ですよ"と答えたが，理解してもらえなかった。今考えると，彼の言う『サカサマ』は『イカサマ』を意味していたのかもしれない。

その後，われわれの研究が進んでくるにしたがって，件の先輩は『マ̇サ̇カ̇（うまくいくとは思わなかった）』と言って私の考え方を理解してくれた。文字通り，前言を翻した（サカサマとイカサマの共通部分を反対に読んだ）のである。（このように，豹変できるのが君子の条件なの

---

[18] 有効な化合物に共通な化学構造から，作用部位であるレセプターまたは酵素の立体構造を推測し，それに最も適合しやすい化学構造を持った誘導体をデザインする。

かもしれない。）

3）薬理からの考え

　1984年9月には，各研究部の方針を土台にして，探索研究所将来計画が立案された。冊子としてまとめられた中に，『探索研究所の目標は独創的な医薬品の早期創出』と明記され，その指向するところは『医療上問題になっているが有用な薬剤のない領域，臨床現場のニーズの高い医薬品』と『既存の領域においても新しい作用に基づくなど，いままでにないタイプの薬の創出』と記されている。
　私の草案による薬理研究部の戦略／戦術の具体策は，『薬理からの考え』として将来計画書の中に記されており，1）薬理学研究の動向，2）医薬品のスクリーニング方法，3）実行計画の3部から成っていた。自画自賛になってしまうが，17年も前に作られたにしては良くできているように思う。以下にその抜粋を記載する。

薬理学研究の動向

　古典的薬理学では，薬の作用を説明するために数多くの作業仮説または概念[19]を利用してきた。ところが，最近の薬理・生化学上の進歩によって，これらに十分な説明が加えられるようになってきた。
　長い間，単なる概念に過ぎなかった"レセプター"は，技術の進歩によって，具体的に化合物として捉えられるようになった。さらに，遺伝子研究の進歩によって，（レセプターの）アミノ酸配列のみならず，3次元構造まで論じ得るようになってきた。（中略）。ホメオスタシス[20]という概念も一般化し，個々の例（たとえば，何故動物の血圧は一定に保たれているかなどの問題）について具体的な説明が可能となってきている。（中略）。

---

19) 実体が明らかでないもの。
20) 恒常性を意味する生理学用語。

以上の研究の進歩は，古典薬理学に変貌を迫る一方，病気そのものの理解を深める結果となりつつある。たとえば，ホメオスタシスが崩れた状態が病気であるとするなら，ホメオスタシスに関与する因子を明らかにする事によって，病気の原因（病因）を洞察することが可能となる。さらに突き詰めて行けば，病因の引き金となっている酵素なりホルモンを浮き彫りにすることになる。（中略）。ホメオスタシスの実態を考える事によって，新しい薬剤を創製することができるかもしれない。

医薬品のスクリーニング方法

 これまで，画期的といわれた医薬品には，偶然発見されたものが多い。抗ヒスタミン剤として開発していたクロルプロマジンに，臨床において精神病治療効果（トランキライザー作用）が見つかったのは，この例である。（中略）。

 一方，ヤンセン社（ベルギー）のハロペリドールや，デ・ラ・グランジェ社（フランス）のスルピリドあたりに，新しい創薬方法の芽を見ることができる。彼らはドーパミンレセプター抑制作用がトランキライザー作用の本体であると決めてかかることによって，これまでの薬とは全くタイプの異なる新薬を創出している。しかし，これは（論理に多少飛躍があるという意味で）神がかり的であり，偶然の所産と思えないこともない。

 ところが，シメチジン（抗潰瘍薬）やカプトプリル（降圧薬）が出現するに至って，"薬の探し方"が明らかに理論的・意図的になってきたことがうかがえる。つまり，潰瘍の病因は胃液分泌過多であり，その引き金となっているのはヒスタミンであるという論法から生まれたのがシメチジンである。

 高血圧の病因はアンジオテンシン（血圧上昇物質）の増加であり，その引き金がアンジオテンシン合成酵素であるとして生まれたのが，カプトプリルと言えよう。これらは，既存の薬物の構造変換以外に，理論に基づく，力ずくの方法も成立することを示している。

実行計画

 前述の背景の下，短期テーマ50％と長期テーマ50％の比率で研究を行っ

てきたが，当分はこれを継続したい。短期テーマとはスクリーニングシステム[21]が既にあり，すぐにスクリーニングに入ることが可能なテーマ（改良研究）である。長期テーマとはこれからスクリーニングシステムを作らなければならないテーマ（独創研究）である。（中略）。

チーム編成および開発候補品の創出計画は別表（省略）に示した。長期テーマの場合は，3年間の探索研究，3年間のスクリーニング，2年間の開発研究の3段階（合計8年）から成る。一方，短期テーマは3年間のスクリーニングと2年間の開発研究（合計5年）となる。

探索研究の目的は，"疾患"に有効な化合物を選別するためのスクリーニング法を開発する事である。当然，薬理学研究の動向の項で述べたホメオスタシスに関与する因子の分析が必要となる。具体的には，病態動物モデルを使った『病態』の研究から出発して，主要な『病因』および真の『引き金』を探し当て，これをスクリーニングシステムの開発のために利用する。そして，開発されたスクリーニングシステムが科学的に妥当か否か，化合物選別の基準をどうするかといった事をこの3年間で決めなければならない。

スクリーニングの目的は，有機化学研究部の研究者が提供する化合物の中から，疾患に有効で，毒性の少ない安全な化合物（開発候補品）を探し出すことである。短期テーマの場合は既存のスクリーニングシステム，長期テーマの場合は探索研究によって開発されたスクリーニングシステムを用いる。

ここで言う開発研究は，主として薬効薬理試験を意味しており，スクリーニングで得られた開発候補品について，作用メカニズムや薬効プロファイル[22]を明らかにすることを主な目的とする。それ以外でも，化合物の安定性，吸収・代謝・排泄，あるいは副作用・毒性などについても検討することがある。

後述するように，『期限の無い研究は企業の研究ではない』というのが私の考えであった。これは現在でも変わっていない。一方，先輩からは『何事も三年，最初は試行錯誤，次に目標を絞り，3年目は整理だよ』

---

[21] 簡単なもの（一次スクリーニング法）から複雑なもの（高次スクリーニング法）まで，理論的に組み合わせられたスクリーニング体系。

[22] 薬がどのような病気（症状）に有効で，また，どのような副作用が考えられるか，つまり薬の効果とその限界。

と教えられていた。このような背景から，探索研究とスクリーニングの期限を3年間と決めた。試行錯誤を必要としない開発研究については2年間とした。

4) 研究テーマの選択

研究テーマの選択については，意外に苦労はなかった。強いて言えば，独創研究なのだから，『他人のやらないことをやってみよう』という基本姿勢であり，『やってるうちに何とかなるだろう』という楽観主義が背景にあった。この時の経験が土台になって，後に『テーマは何でも良い』と極論して憚らなくなるのである。

研究開始のタイミング

探索研究所が発足する以前の1980年に，研究開発組織の中の本社部門と研究所部門が協力し合って，最新の情報を洗い出す『技術予測（ベンチマーキング）[23]』を実施していた。新しい有望な研究テーマがあれば，それを提案させることが主な目的であった。

こうして提案されたテーマの一つに，『動脈硬化を予防する薬剤の研究』というのがあった（実は，私自身も提案者の一人であった）。動脈硬化は，人間が生まれると同時に始まる血管の病気であり，種々の致死的な病気（たとえば狭心症や心筋梗塞）の原因となることも知られていた。しかし，有効な治療法はいまだ見つかっていなかった。その動脈硬化を予防する薬剤を開発しようというのである。セファロスポリンCの研究以来の挑戦的な提案であったといえよう。

B社トップマネジメントの一人が"やろうじゃないか，損をしても……"と言ったかどうかは知らないが，かなりの話題を提供することになった。し

---

[23] 本来は技術の進歩に遅れないようにというのが主旨であったが，実際は他社がスクリーニングしている化合物を洗い出すことに終始した。

かし，それもほんの一瞬の出来事であった。段階を経た社内での検討の結果，『動脈硬化の研究を開始するのは時期尚早であり，当分は他社による研究の進捗を見守るべきである』という結論になってしまった。

『そんな余裕があったら，改良研究をするべきではないか』，あるいは『世界の製薬会社がいまだ成功していないのだから，B社の研究陣には無理ではないか』という考えが根底にあったようである。同じような理由から，見送りとなったテーマに，骨粗鬆症と老年痴呆があった。

上記のような記憶の生々しい1983年に，探索研究所長から"新しい研究所のテーマをどうするか？"と尋ねられたわけである。動脈硬化，骨粗鬆症，老年痴呆の研究を再提案することになったのは当然の帰結と言えるのかもしれない。

最近になって，これらの領域で，他社が新薬開発に成功したという話を聞くようになった。よくよく調べてみると，どうやらわれわれと同じ頃に研究を開始していたらしい。俗に"未だは，もう"と言ったりするが，これら老人性疾患の研究を開始するタイミングとしては，少なくとも他社と一線のスタートラインに立っていたといえよう。

既存の情報

3つのテーマの中で，当時最も情報が豊富だったのは動脈硬化であった。1970年代の後半に，米国ワシントン大学の病理学教授であるロス博士が，『なぜ動脈硬化が起こるか』という命題に対する新しい仮説を提出していた。ノーベル賞候補になっているらしいとの情報もあった。興味を持った私が文献を調べてみると，次のようなことが明らかになった。

動脈硬化を起こした血管では，血液の通り道である血管の内径が著しく狭窄されている。狭窄部位を輪切りにして，その組織を顕微鏡で観察すると，血管の内側にたくさんの平滑筋細胞が見つかった。この細胞が，正常状態では血管壁の中に存在するところから，一連の推論が始まる。

何らかの原因（たとえば高血圧）で，血管内部が障害を受けると，これを修復するために，血管壁を構成する平滑筋細胞が集まって（遊走して）くる。細胞は，その場で増えて（増殖して）傷口を被う。それだけで終われば，通常の創傷治癒反応である。ところが，これが高コレステロール血症と合併す

ると，細胞はコレステロールを取り込んで膨れ上がる。中には細胞死に至るものも出てくる。やがて，細胞や細胞の死骸が血管内膜[24]に沈着した結果，血管の内径が狭くなる。

つまり，本来は傷口を修復するために集まってきた細胞が"増えすぎた"ことと，高コレステロール血症が一緒になって動脈硬化巣[25]が形成される。細胞増殖の原因は，血管の傷口にできた血栓の中に含まれる血小板由来増殖因子[26]であるというのがロス博士の仮説であった。『病態（動脈硬化）－病因（平滑筋細胞増殖）－引き金（血小板由来増殖因子）』の関係が見事に説明されており，新しいスクリーニング法を探すための有益な提言であった。

骨粗鬆症，老年痴呆については，当時それほど情報があった訳ではないが，なんとかなるだろうと楽観的に考えていた。

5）動脈硬化，骨粗鬆症，老年痴呆

われわれの知らないところでも，いろいろと議論はあったようであるが，最終的には，動脈硬化，骨粗鬆症，老年痴呆の3テーマが病態（基礎）研究テーマとして正式に採用された。前述の『そんな余裕があったら，改良研究をするべきではないか』，そして『世界中の製薬会社がいまだ成功していないのであるから，B社の研究陣には無理ではないか』といった反対意見が消え失せた。そのプロセスを私は知らない。

海図なき航海

われわれ薬理研究部は元気付いた。ほとんど諦めかけていた美人と，"よりを戻した"ような話だったのだから当然のことである。研究所長と相談し

---

24) 血管の血液側を内膜と呼び，反対側を外膜と呼ぶ。
25) 血管内径が狭窄された部分を指して動脈硬化巣と呼ぶ。
26) 血小板に含まれる細胞増殖因子のことで，出血に際して形成される血栓から遊離される。この因子が細胞を増殖させ，傷を修復する。

た結果，1テーマあたり3名の研究者，探索研究[27]の期限は3年間ということで了解が得られた。

私は，動脈硬化，骨粗鬆症，老年痴呆のテーマについて，それぞれ2名の男性研究員と，1名の女性研究員，合計で9名を充当した。全員が，新入社員，またはそれに準じた若い研究員である。『新しい事を始めるのだから，鋭い感性を持った若い人を』というのは研究所長の発想であった。その当否は別として，全くの素人が，未知の大陸（独創的な新薬のタネ）を目指して，3年間の海図なき航海に出発した。

『全くの素人が…』ということに対して，"本当ですか？"という疑問を持つ人がいるに違いない。ところが，これは100％とは言わないまでも，99％正真正銘の事実であった。私が動脈硬化について多少の知識を持っていた以外は，9名のメンバー全員が上記3テーマについてほとんど予備知識を持っていなかった。それでも敢えて研究をスタートした裏には，次のような私の考えがあった。

①われわれの目標は薬を創ること（創薬）であり，間違ってもノーベル賞をとることではない（難しいが，不可能ではない）。

②創薬には，化合物，スクリーニング法，そして，望むらくは幸運があれば十分である（学者は要らない）。

おまけに，われわれの手には，『病態—病因—引き金』という戦術（水先案内）と，『何事も3年，最初は試行錯誤，次に目標を絞り，3年目は整理

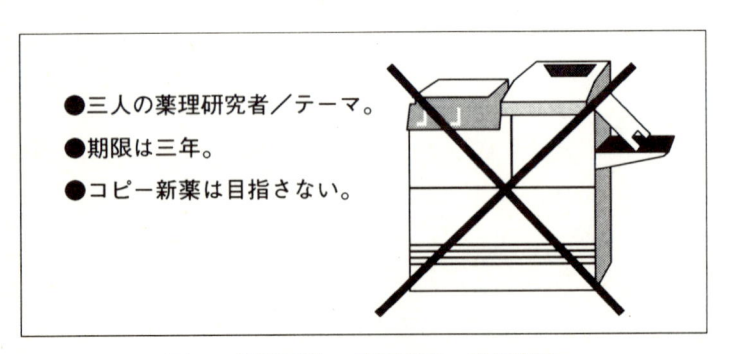

- 三人の薬理研究者／テーマ。
- 期限は三年。
- コピー新薬は目指さない。

図8 動脈硬化，骨粗鬆症，老年痴呆

[27) 病態研究に始まってスクリーニング法の開発に至るまでの一連の研究。

だよ』という指針（羅針盤）があった。しかも，3年間分の水と食糧（給料と研究費）は保証されていた。途中で台風にでも遭って沈没しない限り，どこかの島に上陸することは可能である。『海図なき航海』とはいっても，比較的安全な航海であると私は考えていた。

原動力となった若さ

　若い血気盛んな研究者にとっては，病気（動脈硬化，骨粗鬆症，老年痴呆）に関する知識がほとんどゼロに等しいという事実も，なんら障害とはならなかった。むしろ，あまり知識が無かったために，大胆な行動に出ることができたのかもしれない。

　反面，経験豊富な研究所マネージャーや本社スタッフからすれば，われわれの独走的（？）な試みは無謀すぎると映ったようである。世界的にも有名で，実績もある研究者（学者）を，たくさん雇っている世界の一流製薬会社と競争して，勝てるはずがないというのが多くの人の考えであった。

　私には，不思議と期限内にできそうな予感があった。大阪商人が好んで使う『転んでも，ただでは起きない』というくそ度胸もあった。たとえ独創的な新薬のタネを見つけることができなかったとしても，われわれの試みには次のようなメリットがあると考えていた。

　　①技術のレベルアップにはなるはずである（前述のS常務からの受け売り）。
　　②新しい領域（動脈硬化，骨粗鬆症，老年痴呆）の開発に繋がる。
　　③人材を育てることはできるはずである。
　　④最低でも，論文を公表できる。
　　⑤加えて，過去の多くの経験から『失敗しても命までは取られない』ことを私は学習していた。

失敗の経験から学ぶ

　私自身には，以前にも海図なき航海の経験があった。"人工膵臓"の開発を担当した時のことであった。人工膵臓とは，糖尿病患者の血糖値を測定しながら，最適量のインスリン（血糖低下薬）を静脈内に注入し，血糖値を一

定に保つための装置である。

　血糖値を測定するセンサー，インスリン量を計算するプログラム，そしてインスリンを送り出すポンプの3つが成否を左右する鍵と考えられた。中でも，血管内に埋め込むセンサーが最大の難関であった。血液中の蛋白の働きによってセンサーを保護する高分子膜が劣化し，感度が急速に落ちていくことがわかっていた。

　一方，大きさには問題があったが，血管内部に埋め込まない体外型の血糖センサーとしては既に実用に耐えるものがあった。『体外型のセンサーを使ってでも良いから，早く実験装置を作って糖尿病動物で試したい。実験を進めていくうちに問題解決の妙案が浮かんでくることもある』というのが私の考え[28]であった。

　私の提案は容れられず，チームとしては血管内留置型センサーの開発に全精力を使うことになった。いかにも当然と思える決定であった。しかし，結果的には何も収穫が無いまま，数年後にプロジェクトチームは解散することになった。（それから20年を経過した現在でも血管内留置型のセンサーは完成していない。）

　当時，『病態─病因─引き金』のような戦術（水先案内）と，『何事も3年，最初は試行錯誤，次に目標を絞り，3年目は整理だよ』という指針（羅針盤）があったら，結果はどうなっていたであろうか。それでも，血管内留置型のセンサーを使った人工膵臓は完成していなかったかもしれない。しかし，インスリンの注入パターンが個人専用にプログラムされ，センサーを必要としない人工膵臓が完成していたかもしれない。それが駄目であっても，センサー，プログラム，ポンプそれぞれの専門家が育ったに違いない。

　彼ら専門家の技術を利用して，人工麻酔装置[29]，人工血圧安定化装置[30]，

---

28) 『実験を進めていくうちに何とかなる』というのは如何にも非科学的に聞こえるかもしれない。しかし，これこそが実験薬理学の本質と言ってよい。薬理学の"やく"はアバウトだよという理由がここにある。

29) 脳波や血圧などを測定しながら麻酔薬の量を調節し，安定した麻酔状態を保つ装置。

30) 血圧を測定しながら，適当な量の血圧上昇物質または血圧下降物質を注射し，一定の血圧を保つ装置。

人工呼吸装置[31]など，いろいろな装置が開発されたかもしれない。人間用には使えなくても，動物実験には使えるかもしれない。最悪でも，多くの学術論文を公表することはできたはずである。これが前述の『転んでも，ただでは起きない』という考えのルーツであった。

6）スクリーニング法とプロトタイプ化合物の発見

われわれが動脈硬化，骨粗鬆症，老年痴呆の研究を開始してから，あっという間に3年間が経過した。その間に，乗組員が多少入れ替わったりしたが，全員が必死に努力した甲斐あって，無事に"海図無き航海"を完結することになった。

約束通り，生物学的アプローチ（病態研究）によって，新しい薬のタネ（スクリーニング法）を開発した。そればかりか，もう一つの薬のタネである化合物をも発見した。

スタート時に提起された"スクリーニング法は見つかっても，化合物は見つからないのでは…"，あるいは"全くの素人が…"という疑問に対して，実例を以って答えることができた。

まさに"逆転薬理学の成功"といえよう。以下で，その経緯について概略を述べる。

動脈硬化の原因は炎症

われわれは，ロス教授の仮説（『病態（動脈硬化）—病因（平滑筋細胞増殖）—引き金（血小板由来増殖因子）』）を確認するべく，ウサギの動脈硬化モデルを使って病態研究を開始した。

実験には麻酔したウサギを使い，血管（頸動脈）を周囲の組織から剥離した後に，これを縦割りにしたポリエチレンチューブ（カフ）で包む。その後，傷口を縫い合わせ，ウサギは通常のエサで飼育する。手術の直後から，カフで包まれた血管の周囲に炎症が起こり，約2週間後には，血管の内径が著し

---

[31] 血液中の酸素や一酸化炭素の量を測定しながら，最適な呼吸量を保つ装置。

く狭窄される。狭窄部位（動脈硬化巣）の形態はヒトの動脈硬化性変化に酷似しているとされていた。

実際に，われわれが動脈硬化巣の組織を顕微鏡で検査してみると，血管の内側にたくさんの平滑筋細胞が観察され，『増殖した平滑筋細胞』が動脈硬化の原因となっている事がわかった。ここまではロス教授の書いた筋書き通りであった。ところが，実験の全期間を通じて，血小板由来増殖因子を含むとされる『血栓』の存在を確認することができなかった。『病態（動脈硬化）―病因（平滑筋細胞増殖）―引き金（血小板由来増殖因子）』仮説に疑問符が付いたのである。

新たな『引き金』の探索を決意したわれわれにヒントを与えてくれたのは，なんと100年も前にドイツの有名な病理学者フィルヒョー博士が書いた論文であった。彼は，『動脈硬化は炎症性の疾患である』という仮説を提唱していた。一般的に，炎症が起こると，いろいろな細胞が炎症部位に遊走してくる。遊走してきた細胞の中に，どんどん増殖する細胞があることも広く知られており，血小板由来増殖因子の助けを借りなくても，動脈硬化発症に関する説明が可能であった。

われわれは，少なくともカフモデルの動脈硬化に関しては，平滑筋細胞増殖というよりは，むしろ平滑筋細胞遊走が『病因』であり，炎症が『引き金』である可能性が高いと考えた。そして，『病態（動脈硬化）―病因（細胞遊走）―引き金（炎症？）』という作業仮説（研究を進める上での仮定）を採用した。

降圧剤と消炎剤が動脈硬化を予防

われわれ独自の作業仮説を証明するべく動物実験を重ねるうちに，面白い実験事実が次々と見つかってきた。

降圧剤（カルシウム拮抗薬）と消炎剤（ロイコトリエン合成阻害剤）が『平滑筋細胞の遊走』を阻止し，カフモデルの『動脈硬化』を抑制することが明らかになった。ヒントになったのは，細胞遊走のエネルギー源がカルシウムであること，あるいは炎症の原因となる生体内化学物質（メディエーター）のひとつに，ロイコトリエンが考えられた事などであった。

図9に示す『病態（動脈硬化）―病因（細胞遊走）―引き金（カルシウム

2. 1980年代における2度目の挑戦

```
●病因論にしたがってスクリーニングシステムを探索
```

病　態	病　因	引き金
‖	‖	‖
動脈硬化	細胞遊走	カルシウムまたはロイコトリエン
↓	↓	↓
動脈硬化モデル	細胞遊走試験	拮抗試験
三次スクリーニング	二次スクリーニング	一次スクリーニング

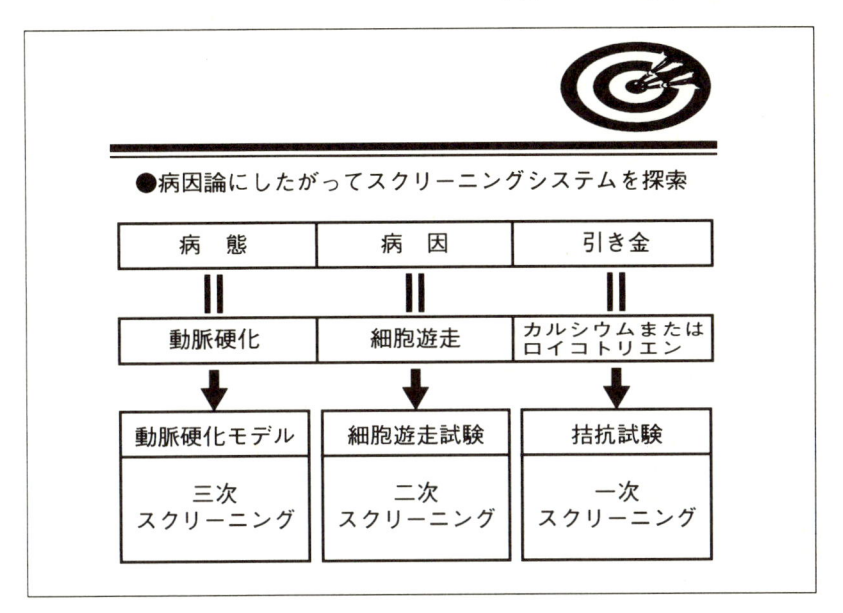

図9　動脈硬化治療薬の探索

またはロイコトリエン)』という独自の作業仮説が証明された。この仮説を逆に辿って，"カルシウムやロイコトリエンの作用に拮抗する"化合物を探せば，その化合物は細胞遊走を抑制し，動脈硬化に効くはずである。こうして，スクリーニングシステムが完成した。

最初の（一次）スクリーニングでは，例えば化合物がロイコトリエン合成酵素を抑制するかどうか，二次スクリーニングはロイコトリエンによる平滑筋細胞の遊走を抑制するかどうかを調べる。いずれも試験管内の簡単な実験である。次の（三次）スクリーニングには，実験的動脈硬化モデル（カフモデル）を用いる。

1987年には，われわれ動脈硬化グループの最初の論文が，世界的に有名な専門学術雑誌に掲載され，国内外の研究者から非常な注目を浴びることになった。3年前には素人であったはずの動脈硬化グループメンバーが，入れ替わり立ち替わり，学会やシンポジウムで活躍したのもこの頃であった。

ロス博士は1999年3月に他界した。彼の遺稿とも言うべき論文がThe New England Journal of Medicineという医学雑誌の1999年1月号に掲載されてい

る。その論文の題名は『動脈硬化は炎症性の疾患である』であった。ノーベル賞候補を向こうに回して、われわれは十分以上の戦いを展開したといえよう。

骨粗鬆症の原因は骨の破壊

　専門外の人から見れば、骨は一度出来たら最後、人間が死ぬまで同じものが体の中にあると思えるかもしれない。しかし、骨も生きており、他の臓器と同じように、建設（骨形成）と破壊（骨吸収）が一生涯にわたって繰り返される。最近話題になることが多い骨粗鬆症は、建設／破壊のバランスが破壊の方に傾いた結果発症する。つまり、骨の破壊（骨吸収と呼ぶ）が異常に亢進すること、あるいは骨の建設（骨形成と呼ぶ）が阻害されることによって骨が脆くなる病気である。

　骨粗鬆症は閉経後の女性に発症することが多い。ホルモンのバランスが変化して、骨吸収が異常に亢進する、そして骨形成が阻害されるためである。ガンなどの理由で卵巣を摘出すると、閉経後と同じ状態になることも知られていた。

　われわれは動物モデル（卵巣摘出ラット）に発症する骨粗鬆症の病態分析から研究をスタートした。やがて、骨粗鬆症の病因として骨形成阻害に注目するよりも、骨吸収亢進に焦点を絞ったほうが簡単にスクリーニングシステムが開発できそうな予感が芽生えた[32]。そして、骨吸収亢進の『引き金』となっているのが副甲状腺ホルモン（PTH：Parathyroid Hormone）であるという作業仮説を採用した。（実は、この間に若い人と私の間で意見の違いがあったのであるが、この点については省略する。）

ビスフォスフォネートが骨粗鬆症を予防

　さらに研究を進めていくうちに、ビスフォスフォネートという古くから知

---

32) 動物の体にはホメオスタシスの機構があって、病的な状態（たとえば骨吸収亢進）に対しては最大限の促進因子（たとえば骨形成の促進）が働いている場合が多い。一般的に言って、このような状態では促進因子のさらなる促進は非常に難しい。

2. 1980年代における2度目の挑戦　51

```
●病因論にしたがってスクリーニングシステムを探索

  病　態        病　因        引き金
   ‖            ‖            ‖
  骨粗鬆症      骨吸収         PTH
   ↓            ↓            ↓
 骨粗鬆症モデル  骨吸収試験   PTH拮抗試験
   三次          二次          一次
 スクリーニング スクリーニング スクリーニング
```

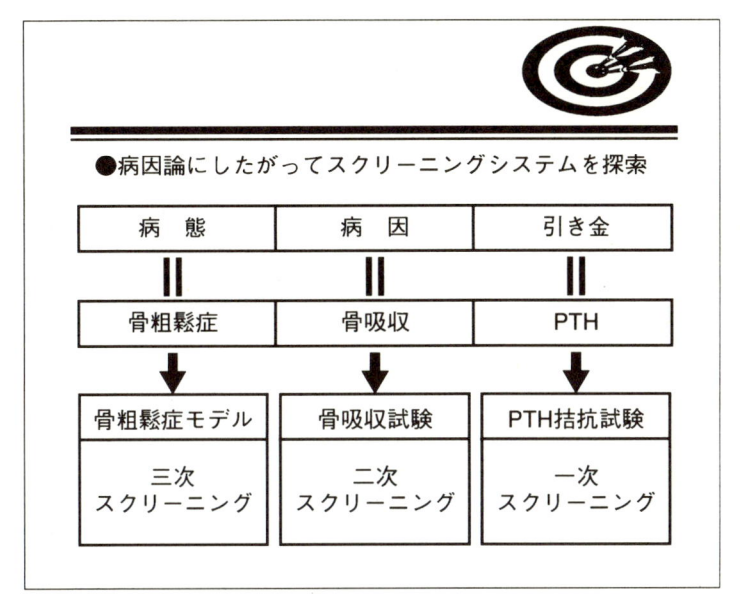

図10　骨粗鬆症治療薬の探索

られている化合物が，（副甲状腺ホルモンによる）骨吸収を抑制し，同時に，実験動物モデルの骨粗鬆症を抑制することが明らかになった。図10に示した『病態（骨粗鬆症）－病因（骨吸収亢進）－引き金（副甲状腺ホルモン）』という作業仮説が証明されたのである。

　この仮説を逆に辿って，"副甲状腺ホルモンの作用を抑制する"化合物を探せば，その化合物は骨吸収を抑制し，骨粗鬆症に効くはずである。一次スクリーニングは化合物が副甲状腺ホルモンのレセプターをブロックするかどうかを調べる試験管内の実験。二次スクリーニングは副甲状腺ホルモンによる骨吸収亢進[33]を抑制するかどうかを調べる試験管内の実験。三次スクリーニングでは，実験的骨粗鬆症モデル（卵巣摘出モデル）を使って，骨密度[34]あるいは骨の硬さ[35]を検査する。

---

33) 実際には骨吸収によって遊離されるカルシウムの量を測定した。
34) 骨の中のカルシウム量を測定した。
35) 骨が折れるときの荷重の大きさを測定した。

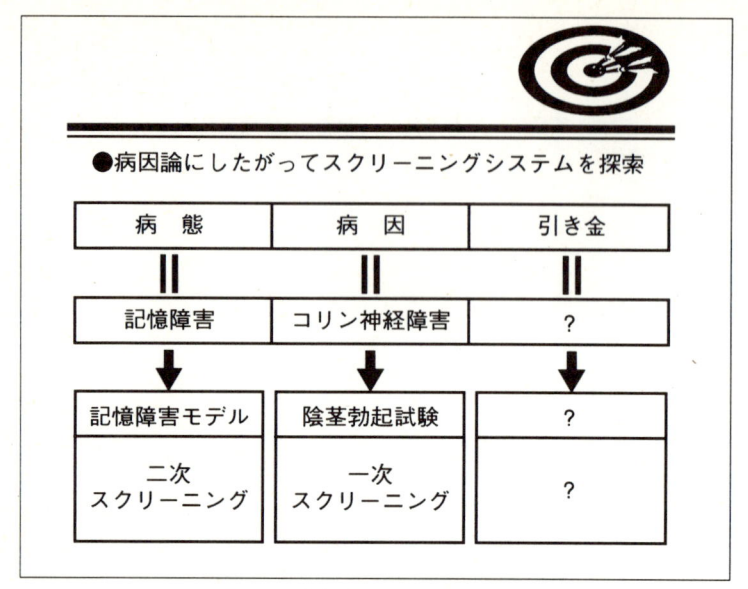

```
●病因論にしたがってスクリーニングシステムを探索

| 病　態 | 病　因 | 引き金 |
| ∥ | ∥ | ∥ |
| 記憶障害 | コリン神経障害 | ？ |
| ↓ | ↓ | ↓ |
| 記憶障害モデル | 陰茎勃起試験 | ？ |
| 二次スクリーニング | 一次スクリーニング | ？ |
```

　　　　　図11　老年痴呆治療薬の探索

　プロトタイプ化合物のビスフォスフォネートは，探索研究所の有機化学研究部研究員が特許情報の中から探し出してきたものであった。化学構造式から考えて，新規誘導体合成の余地は多く残されており，さらに強力な化合物を発見できる可能性は高かった。

老年痴呆の原因はコリン神経障害

　老年痴呆の場合は，"ヒトの病態"を的確に反映する動物モデルがなかったために，病態に関する研究論文や教科書の勉強から始めた。そして，『病態（記憶障害）─病因（コリン神経障害）』という作業仮説に焦点を絞った。間もなく，"人工的なコリン神経障害によってラットの記憶が障害される"というわれわれ自身の研究成果によって，この仮説は証明された（図11）。
　ところが，『病因（コリン神経障害）─引き金（？）』を証明することがほとんど不可能に思えた。われわれは引き金の解明を諦めて，方向転換することになった。動脈硬化や骨粗鬆症の研究で用いた『病態─病因─引き金』の代わりに，『病態─病因─治療』という戦略を採用した。

2. 1980年代における2度目の挑戦   53

　コリン神経が障害されたために記憶障害が起こるのだったら，"コリン神経を活性化してやれば記憶障害は治療されるはず"という理論にしたがってプロトタイプ化合物を探すことになった。種明かしをしてみれば大した理論ではないが，まさしく逆転薬理学である。
　『逆転薬理学』の真骨頂は，専門家でなくても誰にでもできそうなところにある。『創薬に学者は要らない』と考える理由のひとつでもある。学者は世界にたくさんいて，精力的に研究しているのだから，彼らの研究成果を利用すればよい。もちろん，研究成果は論文として学術雑誌に掲載されており，簡単に入手することができる。

鎮痛薬が痴呆症状（記憶障害）を改善

　間もなく，われわれはB社独自の鎮痛作用物質Xの新しい作用を発見することになった（その経緯については後に詳しく述べる）。この化合物は，脳のコリン神経を活性化することによって，実験動物モデルの記憶障害を改善し，同時に陰茎を勃起させた。
　幸いなことに，化合物Xの誘導体は社内に多数保存されており，さらなる誘導体合成の可能性もあった。有機化学研究部と薬理研究部が協力して，スクリーニングを開始した。一次スクリーニングは，陰茎勃起作用という記憶とは関係の無い動物実験。二次スクリーニングは，実験的痴呆モデルラットを使った記憶の実験である。
　実験的痴呆モデルとしてはスコポラミンという薬を投与されたラットを用いた。この薬は，第二次世界大戦の折に『捕虜に自白を促す』ために用いられたそうである。この薬を飲まされた捕虜は，上官からの命令を忘れて，簡単に軍の秘密を漏らしたとされている。

7）開発候補品の発見と臨床試験

　われわれは，『くすりのタネの発見』という最初の段階を担当し，独創的なスクリーニング法を開発することができた。そして新規化合物を発掘することができた。われわれの試みは成功したといえよう。しかし，開発ステー

ジごとの新しい研究所組織が目指す『薬のタネ→化合物→開発候補品→開発品→新薬』は，あちこちで停滞することになった。と言っても決してM社が提案した組織が悪かったわけではない。ほとんどは人為的な問題であった（この点については後に述べる）。

動脈硬化

　動脈硬化の場合は，新しい化合物を目指したスクリーニングの必要はなかった。上述したように，カルシウム拮抗剤とロイコトリエン合成阻害剤という二つの化合物が動物モデルの動脈硬化を抑制することがわかっていた。前者は既に降圧剤としてB社が発売しており，後者は別の短期テーマ（消炎剤の探索）で開発候補品に認定されていた。両化合物とも本来の薬効以外に，動脈硬化治療薬としての適応症拡大が考えられた。適応症拡大には，少ない労力で大きな利益が得られるというメリットがあった。

　ところが，安全性試験においてロイコトリエン合成阻害剤の予期せぬ副作用が発見され，その後の開発は中止となった。一方，カルシウム拮抗剤の開発プロジェクトを進めるうちに，動脈硬化治療薬の臨床試験そのものが予想以上に困難であることが明らかとなった。動脈硬化は，徐々に進行する病気であるために，薬の効果判定に長期間（〜数年間）を要すること，そして改善／悪化の判定基準がはっきりしないという問題があった。このようなことが原因で，カルシウム拮抗剤の動脈硬化治療薬としての開発は中途で頓挫してしまった。

骨粗鬆症

　骨粗鬆症治療薬の場合は，有機化学研究部と薬理研究部の共同によるスクリーニングの結果，早くも1987年には開発候補品（ビスフォスフォネート）が見つけ出された。探索研究所の設立から数えて4年目の出来事であった。

　探索研究に3年，スクリーニングに3年，開発研究に2年，合計8年間を想定していた実行計画と比較すると，約半分の期間しか使っていない。計画以上のスピードで進んだ理由の一つは，テーマが社内で非常に注目されたことにあった。骨粗鬆症の新薬が開発された場合，その市場規模は数百億円にも

達すると宣伝してくれる人もいた。
　まさか，これらのことが裏目に出るとは流石の私も考えなかった。発見されたばかりの化合物を性急に開発段階に送り込んだことに問題があった。そして，薬の作用メカニズムを調べる薬理研究などの，いわゆる開発研究が十分ではなかったことが後になって響いてくる。
　開発段階における関門の一つ，安全性試験において，開発候補品が骨に吸着されることがわかってきた。まもなく，『骨に吸着されるという化合物の性質が毒性に繋がる可能性を払拭することができない』という論議が出てきた。化合物が原因と思われる毒性所見は無かったにもかかわらずである。
　やがて，臨床試験には進まないことが決定された。日本の製薬会社に共通する"医薬品の安全性を重視し，特に独創的新薬の臨床試験については石橋を叩いて渡る"文化が障害となったといえる。
　　2001年の現在では，ノバルティス社やメルク社などの外資系の製薬会社が，同じような化合物（ビスフォスフォネート）の臨床試験を行い，骨粗鬆症の新薬として開発することに成功している。『骨に吸着されるからこそ効果を発揮する』というのが彼らの論理である。つまり，正しい"目利き"に裏打ちされた意思決定は成功のための重要な要素である。この点で，彼らのほうが一枚も二枚も役者が上と言わざるを得ない。

老年痴呆

　1987年に，有機化学研究部と薬理研究部の共同によるスクリーニングが開始され，その翌年には有望な独自の新規化合物Yが発見された。その後，紆余曲折があり，最終的にこの化合物が正式な開発候補品と認定されたのは1992年であった。1984年の将来計画立案から数えると，8年目のことであった。
　偶然にも，探索研究開始から開発候補品の創出までに8年かかると想定していた実行計画と一致する。内訳は，探索研究（スクリーニング法の開発）に3年，スクリーニング（化合物の選択）に1年，開発研究（主として有効性と安全性の研究）に4年かかった。
　開発研究に予想以上の期間を要したのは，骨粗鬆症とは正反対の理由であった。老年痴呆の治療薬を応援してくれる人が少なかった。むしろ，『頭の

良くなる薬』について異を唱える人が多かった。後者を説得するためには，通常以上の薬効薬理データーをわれわれ自身で集める必要があった。

　これが良かったか，悪かったかについては予断を許さない。なぜならば，開発のスピードが落ちたことは間違いないが，骨粗鬆症の場合と異なり，開発候補品としての十分な評価（薬理研究）が行われたというのも事実であった。

第Ⅲ章　老年痴呆の研究

　われわれが1984年に開始した3つのテーマの中で，動脈硬化と骨粗鬆症は，新薬を生むどころか臨床試験にも至らなかった（ホームランを狙って外野フライに終わった？）。なんとか臨床試験まで漕ぎ着けることのできたのが，老年痴呆のテーマである。

　この章では，老年痴呆のテーマについて，薬のタネ探しから，独自の化合物の発見，そして臨床試験に至るまでの足跡を辿ってみることにする。荒波に翻弄されながらも，私と若い乗組員達が演じたドラマは，酒とともに語るにふさわしい笑いとペーソスに満ちていて，今思い出しても微笑ましいかぎりである。

　なお，巻末に『研究の経緯』を年表として示した。本文と参照しながら読んでいただきたい。

1．試行錯誤

　既に述べたように，私はもちろんのこと他の3人の部員も老年痴呆について全くと言ってよいほど知識を持たなかった。第三者の目からすれば，"ドンキホーテが従者を率いて風車に向かう"ようなものに映ったにちがいない。

　ところが，当の私は『鵜飼いの鵜匠』を気取っていた。つまり，"まず魚がたくさんいそうな場所で，鵜が魚を捕らえるのを待つ（試行錯誤），次ぎは，より大きな魚を求めて船を移動させる（焦点を絞る），最後は，獲物を売りに出す（整理する）"ことをイメージしていた。獲物とは最低でもスクリーニング法，あわよくば新薬と考えていた。

読書三昧

　発足当時（1983年）の探索研究所は，建設の第1期工事が終了して間もな

い時期ということもあって，一つの机を何人かの仲間で共用するという状態であった。もちろん，情報源としての図書施設も十分ではなかった。普通であれば文句のひとつも出るところであろう。しかし，新入社員をメンバーにしたことが，意外な効果をもたらした。彼らは与えられた環境を"当たり前"と受けとめ，近隣の大学の図書館に行ったり，自分で教科書を購入したりして，必死になって老年痴呆の勉強を始めた。まさしく，試行錯誤であった。

当然のことながら，楽しい話ばかりではなかった。実験もしないで，机に向かって黙々と本を読んでいる彼らに，周囲の好奇心が集中することになった。"勉強ばかりしていないで，たまには実験もしたら"などという声も聞こえてきた。

研究者には実験至上主義の人が案外多い。実験すれば，データーが出る。データーが出れば，それは何かを暗示しているから，それを確認するために次の実験がしたくなる。これが悪循環となって，創薬とは関係の無い，およそ意味の無いデーターの山が築かれることがある。こうして『お金をドブに捨てる』結果となる。

そのような愚を避けるためには，実験をする前に周到な計画を立てるというのが私の考えであった。部員には『目標が定まるまでは実験してはならない』と言ってあった。

アルツハイマー型痴呆を選択

やはり辛抱はしてみるものである。やがて，老年痴呆グループは，『痴呆（病態）には血管性のものとアルツハイマー型と呼ばれるものの二つがある』ことを学んだ。

脳梗塞，脳溢血などの血管障害によって発症するのが血管性の痴呆であり，特に日本人に多い病気とされる。一方のアルツハイマー病は，脳の，特に記憶と関係の深い部位[36]の神経細胞が死滅していく原因不明の疾患で，外国人に多い病気である。

私は，老年痴呆グループに対して，アルツハイマー病を選択することを指示した。鵜匠を自認する私としては，魚（患者）がたくさんいそうな場所で

---

[36] 大脳皮質，中隔，海馬，大脳基底核など。

漁をするのは当然である。"世界に通用する薬を創出する"というわれわれの目標にも適っている。

　問題は血管性痴呆に比べてアルツハイマー型痴呆のほうがテーマとしての難易度が高いことにあった。ところが，私の心配を知ってか知らずか，難しい研究テーマをもらって活性化したのは部員の方であった。彼らは次々と新しい情報を持ってきた。それらの情報を下に，次ぎの漁場を目指して舟を操るのが私の役目である。

役割を分担する

　この頃，どこからか"アルツハイマー病などという難しい病気ではなく，日本人に多い『血管性痴呆』を選択したほうがよい"という声が聞こえてきた。血管性痴呆に対しては，既にカルシウム拮抗剤（降圧剤）が有効であるという情報があった。その作用メカニズムを証明することは，立派な研究である。おまけに，同種同効品をB社でも売り出しており，少なくともB社製品の宣伝になり，営業部門を支援することになったかもしれない。

　しかし，作用メカニズムについては，カルシウム拮抗剤が脳血管を拡張した結果，血液の循環不全が改善され，結果として脳組織の破壊が防止されると推測されていた。適応症の拡大にはなっても，独創的新薬の創出には繋がりそうになかった。

　私としても，せっかく病態研究を始めたからには，既存の薬の抗痴呆作用メカニズムを研究する薬理学に逆戻りしたくはなかった。その類の研究は，プロトタイプ化合物のある『短期テーマ』の一つと考えた。プロトタイプ化合物もスクリーニング法もない『長期テーマ』を担当する老年痴呆グループには，あくまでも逆転薬理学を目指してもらいたかった。

　　既に述べたように，われわれ薬理研究部は短期テーマと長期テーマを担当しており，それぞれのテーマに約50％の研究者が配分されていた。両方のテーマの舵取りを仰せつかった私としては，"役割分担を明確にしなければならない，間違っても一つのボールを全員で追いかける『幼稚園のサッカーチーム』のようなことをしてはならない"と考えていた。

2. 焦点を絞る

アルツハイマー型痴呆については，"主な症状は，神経細胞死を原因とする記憶障害（中核症状と呼ぶ）と行動異常（周辺症状と呼ぶ）である"と教科書には記されていた。とりあえず，記憶障害に焦点を絞って，文献を調べた。

すると，アルツハイマー型痴呆患者では，長期記憶よりも，むしろ短期記憶の障害が著明であるということが明らかになった。長期記憶とは，たとえば数年前の記憶のことで，短期記憶とは，ついさっき起こった出来事についての記憶を意味する。しかも，短期記憶障害にはどうやら脳の中にあるコリン神経の障害が関係しているらしいこともわかってきた。

ここまでくれば，打つ手もあろうというものである。私は，老年痴呆グループメンバーに，『病態（短期記憶障害）―病因（コリン神経障害）』に焦点を絞り，『病態モデル動物』探しに全力を集中するよう指示した。

頭の悪い病態モデルラット

偶然にも，老年痴呆チームメンバーの一人であるＮさんが筑波大学心理学教室出身者であり，八方迷路という実験装置を使った短期記憶の研究に詳しかった。彼女を講師として，実験方法について勉強することになった。

八方迷路装置とは，中央の八角形の水平なプラットフォームから放射状に伸びる，水平な8本の腕を持った装置のことである。各々の腕の末端にはラットが一口で食べ終えてしまう程度のごく少量のエサが隠してある。実験には，前日から絶食状態にあるラットを用いることになっていた。

空腹のラットは，プラットフォームに乗せられると，当然エサを求めて次々に腕を探索する。最初のうちは，既に訪問してエサが無くなった腕を再び選択するという過ちを犯すが，訓練の最終段階では8回の選択で7～8個のエサを効率良く探し当てるようになる。つまり，ラットは，既に選択して，エサの無くなった腕をその都度記憶（短期記憶）するようになるということである。

訓練の後，脳の中でも特に"コリン神経"が集中している『中隔』という場所を外科手術によって破壊する。そうすると，ラットは，つい先ほど選択してエサが無くなった腕を再び選択するなど，エラーが多くなり，限られた8回の選択で，5～6個のエサしか摂取することができなくなるという。
　中隔を破壊されたラットは，『コリン神経損傷による短期記憶障害の病態モデル』というわけである。われわれは，この痴呆モデルと八方迷路装置を採用することにした。いよいよ待ちに待った実験開始である。老年痴呆グループメンバーの3人は，あたかも鎖を解かれた小犬のように，全速力で走り出した。
　　頭の悪いラットについては，私自身，直ぐには信じられないような話であった。後になって，Nさんから実験を見せてもらう段になって，やっと納得できた。この痴呆モデル動物は，八方迷路装置の真ん中にあるプラットフォームで，いかにも困ったような，考えているような仕草を繰り返し，しかも過ちを冒すのであった。
　　以後，社内の研究会で，"頭の悪いラット？"と皮肉に満ちた質問を受けても，冗談交じりに軽く受け答えすることができた。まさしく，百聞は一見に如かず，自らのデーターに勝る教えなし，といったところである。

拙速を尊ぶ

　ここまでの過程で，老年痴呆グループはいくつかの重要な選択をしている。たとえば，病態研究の対象として，血管性痴呆でなくアルツハイマー型痴呆を選んだこと，あるいは痴呆の症状として行動異常ではなく記憶障害を選んだこと。これらは二者択一であった。一方，たくさんある選択肢の中から，『病因』としてコリン神経障害，『病態』モデルとして中隔破壊ラット，そして，記憶測定装置として八方迷路を選んだ。いずれの場合も，特別な理由があった訳ではなく，ほとんど即断即決であった。
　私の頭の中には，ある種の危機意識があった。脅迫概念といったほうが正確かもしれない。それは『非常に難しい状況にもかかわらず，好きなことをやらせてもらっている。したがって，約束の3年間で，何としても成功裏にテーマを終了させなければ申し訳ない。』というものであった。

当然，前述の『病態研究からの創薬に対する批判的な意見』も頭から離れなかった。批判的な人々からの攻撃をかわすためには，スピードアップすることによって，研究が順調に進んでいることを示すことが一番効果的である。

以上のような理由で，われわれとしては迷っている時間を最小限にする必要があった。いわゆる拙速を尊んだのであった。したがって，間違いは避けるべくもなく，その都度軌道修正するつもりでいた。

3．老年痴呆の引き金

当時の1980年代中頃には，既にアルツハイマー病患者の脳には特殊な蛋白が存在していることが知られており，この蛋白が脳のコリン神経細胞死を引き起こす『引き金』ではないかと考えられていた。

神経細胞死

老年痴呆メンバーの一人は，どこからか神経細胞培養の技術を習ってきて，神経細胞死の問題に敢然と挑戦を始めた。神経細胞死の『引き金』を突き止めようというのである。

当時，われわれは2週間に一度の頻度でデーター検討会を行っていた。本来ならば，その場で『神経細胞死の研究』が議題になり，熱心な議論が展開されていたはずである。ところが私にはその記憶はなかった。私がデーター検討会を1回すっぽかしたか，居眠りをしていた可能性がある。

あるいは，実験当事者が『議論の余地はない』と考えたのかもしれない。何故なら，『神経細胞死の研究』は，世界で最も注目を浴びていた研究テーマの一つであった。しかも，『病態―病因―引き金』の解明というわれわれの方針にも合っている。

ところが，私からすれば次に挙げるような，いくつかの疑問点があった。
　①世界の学者が躍起になって研究していても，いまだわかっていない神経細胞死の『引き金』の問題を，残された期間の中でわれわれが解決できるだろうか？
　②『引き金』が仮に見つかったとしても，それが試験管内で培養された

神経細胞に死をもたらすものであろうか？
③たとえ試験管内で神経細胞死を抑制するプロトタイプ化合物が見つかったとしても，その化合物の効果を，動物，特に前述の『中隔破壊ラット』で評価できるだろうか？

どこかで聞いたような話であると気付いた人もあろう。まさしく私の頭にこびり付いて離れない『基礎研究からの創薬に対する批判的な意見』と同じなのである。グループ内の他のメンバーからすれば，『ブルータスお前もか！』であったかもしれない。ここら辺りが，コミュニケーションの難しいところであり，『（私の）言うことがコロコロ変わる』と誤解された原因でもあった。

私は次のように考えていた。『批判を受けた側が，この批判に実行で答えようとする場合に限られるが，批判的な意見というのは，時として大変な利益をもたらす。批判はわれわれの仲間から出てくることもある。当然，内部からの批判に対しても，外部からの批判と同様に答えなければならない。』

有能な猟人

これまでにも，われわれは『病態研究からの創薬に対する批判的な意見』に実行で答えようとしてきた。そして，病態（記憶障害）→病因（コリン神経障害）まで進んだ。スクリーニング法を完成するまでにもう一歩のところまできていた。

ここで『何事も3年，最初は試行錯誤，次に目標を絞り，3年目は整理』ということを思い出して頂きたい。老年痴呆の研究テーマは，この時，既に『目標を絞る』段階を過ぎ，3年目の『整理』の段階にあった。この時点では，一次，二次…というスクリーニングシステムを完成させる必要があり，もはや引き金の探索という『試行錯誤』は許されない。

ところが，実験者にとって研究のステージを正確に判断することは非常に難しいようだ。彼らは，とかく自分たちのテーマが永遠に続くと誤解しがちである。実験の細かいところには良く気が付くが，プロジェクトの全体像を見ることがおろそかになることが原因である。

問題点を冷静に分析し，期限内に解決が可能かどうかを洞察するのは，マネージャーの仕事となる。もし解決が不可能と知れば，戦術を転換すること

をためらってはならない。テーマを成功させることが究極の目的である以上，『やってみなければわからない』ではあまりにも無責任過ぎる。

「動物記」の著者であるシートンによれば，有能な猟人はいったん狙いをつけた獲物は徹底して自分の脚で追い，途中でどんなに魅惑的な別の獲物が眼前に現れても，それには目もくれず，狙った獲物を追うという。言いかえるならば，『神経細胞死の研究』は"途中で現れた魅惑的な獲物"であった。

4．病態－病因－引き金

老年痴呆グループが"神経細胞死の問題"に興味を持った頃，動脈硬化と骨粗鬆症のグループは，既に，ヒトの病態に近似の動物モデルを用いて，『引き金』がロイコトリエンあるいは副甲状腺ホルモンであることを証明しつつあった。

それを思えば，老年痴呆グループが，『引き金』探索の手段として『細胞死の研究』を始めることに何の疑問も感じなかったのも，無理からぬことではあった。しかし，それこそが無謀というものであった。

既存の情報の組み合わせ

『病態－病因－引き金』の解明によって，スクリーニングシステムを開発するといっても，われわれ自身で全てをやるというのでは，あまり効率的とは言えない。大抵の病気に関しては，既にたくさん論文が発表されている。したがって，論文の中から，『病態―病因』と『病因－引き金』に関する情報を探し出し，それらを組み合わせることが，テーマを成功に導くための近道となる。

あのヒスタミンH_2ブロッカー（抗潰瘍薬）の発明者として有名なブラック博士は，『病態（胃潰瘍）－病因（胃液分泌）』と『病因（胃液分泌）－引き金（ヒスタミン）』という既存の情報を利用した。

また，アンジオテンシン合成酵素阻害薬カプトプリル（降圧剤）の成功の裏には，『病態（高血圧）―病因（アンジオテンシン）』と『病因（アンジオテンシン）－引き金（アンジオテンシン変換酵素）』という二つの既存の情報

があった。

　老年痴呆の場合，『病態（記憶障害）－病因（コリン神経細胞死）』に関しては問題が無かった。何故なら，"記憶障害の『病因』はコリン神経障害である"ことを示唆する論文が多数公表されていた。われわれの実験でも，コリン神経が集中的に存在する中隔を破壊したラットでは確かに記憶障害が起こった。

　問題は『病因（コリン神経細胞死）－引き金（？）』に関する情報がきわめて少ないことであった。せめてヒトの病態を的確に反映する動物モデルがあれば，そのモデルを使って『引き金』の探索も可能である。実際，われわれは動脈硬化の研究ではカフモデル，骨粗鬆症の研究では卵巣摘出モデルを用いて『引き金』の探索に成功した。

　つまり，老年痴呆の研究ではコリン神経細胞死を原因とする記憶障害モデルが世の中に存在しなかったことが決定的な障害となった。（われわれが選んだ中隔破壊モデルは人工的な神経障害によるモデルであり，いわゆる神経細胞死のモデルではない。このことについては後に述べる。）

仮説を検証しないでスクリーニングを開始

　もう一つの問題はシステムとしての繋がりである。つまり，『病態－病因－引き金』というシステムが，『病態－病因』と『病因－引き金』の二つのシステムの組み合わせであるなら，インターフェイスがしっかりしていないと，うまく機能しない。

　この点を見極めるには，システム全体を動かしてみて，コンピューター用語で言うところの『虫喰いを除く』のが一番である。もっとやさしく言うならば，二つのシステムを組み合わせて，一つの『病態－病因－引き金』仮説を選択した段階で，『引き金を引いたら，病態が発症するか？』，あるいは『引き金を抑制したら，病態が予防できるか？』という点を改めて検証することである。

　『虫喰いを除く』プロセスがいかに大切であるかは，以下の失敗の歴史が証明している。

　1990年代に"『病因－引き金』仮説に基づいた薬のタネ探し"が流行した。アデノシン，ニューロキニン，エンドセリン，PAF (Platelet Activating Factor)，

アルドースリダクターゼなどは，ヒトの体内に存在するホルモンや酵素であり，何らかの病態の『引き金』と考えられた。数多くの製薬会社がこれらのホルモンや酵素の阻害物質に注目してスクリーニングを開始し，間もなく有望な開発候補品も発見された。しかし，臨床試験の結果は無残なものであったと聞いている。

失敗の原因は他人の仮説を安易に利用しようとしたこと，そして試験管内の実験にのみ依存して，『引き金を引いたら，病態が発症するか？』，あるいは『引き金を抑制したら，病態が予防できるか？』という点について，動物（マルゴト）を使って検証しなかったことが原因と私は考えている。

背景には，『ヒトの病態を正確に反映する病態モデルは無い。したがって，化合物の病態に対する効果はヒトでしか判らない。』という考えがあった。一面の真理ではあるが，それにしては大きな代償（莫大な開発費）を払うことになったのではあるまいか。

三和化学の場合

2000年11月に開催された創薬薬理フォーラムにおいて，三和化学研究所の水野邦治博士が『アルドースリダクターゼ阻害剤（フィダレスタット）』について発表した。彼らは，糖尿病患者に発症する"感覚麻痺（しびれ）"の改善に焦点を絞って臨床試験を実施した結果，フィダレスタットの効果を証明することに成功した。これらのデーターを基に，フィダレスタットを糖尿病性神経症の薬として厚生省に申請中であるという。

"それ見ろ，アルドースリダクターゼ阻害剤の開発に成功しつつある会社があるではないか"という人がいるかもしれない。確かに三和化学も，他社と同じように，ソルビトールが糖尿病性神経障害の原因であるという"ソルビトール仮説[37]"から出発したに違いない。ところが，臨床試験の途中で，フィダレスタットが痛覚過敏よりも感覚麻痺に良く効くことが明らかになっ

---

37) グルコースはインスリンの働きによって細胞内に取り込まれ，代謝されてエネルギーに変換される。ところが，インスリンが不足している糖尿病患者では，グルコースはアルドースリダクターゼによってソルビトールとなる。このソルビトールが神経の中に蓄積されることによって糖尿病性神経症（痛覚過敏）が発症する。

た。大きな会社と違って，小さな会社は小回りが利く。方向を転換することに抵抗は少なかったに違いない。

　三和化学以外の"大きな会社"はソルビトール仮説を鵜呑みにして，"アルドースリダクターゼ阻害剤は痛覚過敏に効くはずである"と考え，それに固執したのではあるまいか。痛覚過敏の方が感覚麻痺よりも患者のニーズが高いという商売上の話が優先された可能性もある。

　いずれにしても，"『病態（糖尿病性の痛覚過敏）−病因（ソルビトールによる神経障害）−引き金（アルドースリダクターゼ）』というソルビトール仮説の中の『虫喰い』に気づいたかどうかが成功と失敗の分かれ目であった"というのが私の解釈である。

　　（ソルビトールによって）神経が障害されれば，神経刺激が伝達されなくなる。痛覚過敏というよりは，感覚麻痺がおこると考えるのが論理というものである。事実，糖尿病の動物モデルで観察されるのは，殆どの場合が感覚麻痺であった。このような事実から考えても，三和化学の方向転換は正かった。

　　一方，糖尿病患者では感覚麻痺と痛覚過敏の両方が起こることが知られている。原因は明らかではないが，ヒトと動物の違いに関する基礎研究，そして痛覚過敏の動物モデルの探索は新たな薬の発見に繋がる可能性がある。

仮説を検証した後でスクリーニング

　三和化学の場合は，動物実験で十分に検証されていないソルビトール仮説から出発し，臨床試験結果に基づいて仮説を変更した。ところが，仮説を予め検証した上でスクリーニングを開始した例がある。既に述べたアンジオテンシン合成酵素阻害薬とH_2レセプターブロッカーである。

　アンジオテンシン変換酵素阻害薬の場合には，毒蛇に咬まれた人が低血圧ショックを起こすという事実があった。そして，化合物としての蛇毒が"引き金（アンジオテンシン変換酵素）"を抑制し，同時に"病態（高血圧）"も改善するという動物実験結果によって，『病態（高血圧）−病因（アンジオテンシン）−引き金（アンジオテンシン変換酵素）』というシステムの繋がりが証明された。

表8 化合物を用いて『病態―病因―引き金』仮説を検証する

1) ヒスタミンが胃液分泌を亢進させる。
   病因（胃液）―引き金（ヒスタミン）
2) ヒスタミンが潰瘍を発症させる。
   病態（胃潰瘍）―引き金（ヒスタミン）
3) アトロピンが胃液分泌・潰瘍発症を抑制する。
   病態（胃潰瘍）―病因（胃液）

　H_2レセプターブロッカーの場合は，図8に示すように，既にヒスタミンが"病因（胃液分泌）"を亢進し，"病態（胃潰瘍）"を発症させるという事実が知られていた。アトロピン[38]が胃液分泌を抑制し，同時に胃潰瘍を改善するという動物実験結果もあった。『病態（胃潰瘍）―病因（胃液分泌過多）―引き金（ヒスタミン）』というシステムとしての繋がりは証明されたも同然であった。

　それでも，ブラック博士は『スクリーニングを開始するにはいまだ十分ではない』と考えたのであろう。彼は，化学研究者にヒスタミンの誘導体を合成させるということまでやった。念には念を入れたものと思われる。以前に，『創薬の全てのプロセスが理詰めであり，論理に飛躍が無い』と絶賛したが，これがブラック博士の偉いところである。

　やがて，ヒスタミン誘導体の中から，H_1レセプターとH_2レセプターを選択的に刺激する二つの化合物が発見され，異なった二つのヒスタミンレセプターの存在が証明された。この時点で，『病態（胃潰瘍）―病因（胃液分泌過多）―引き金（ヒスタミン）』のシステムとしての繋がりは完璧となった。

　　仮説を証明するために化合物が必要であることは，今でこそ常識となっている。しかし，当時，ブラック博士の意図を正しく理解した人は少なかったのではなかろうか。多くの化合物の合成を担当させられた化学研究者からは，博士に関するさまざまな批判が出たという。全てはコミュニケーションの問題であるが，深く考えさせられるところである。

---

38) 胃液分泌を刺激するアセチルコリンの作用を抑制する薬（抗コリン剤）。

5. 病態―病因―治療に方針変更

　話を老年痴呆に戻して考えてみる。『当時の1980年代中頃には，既にアルツハイマー病患者の脳には特殊な蛋白が存在していることが知られており，これが神経細胞死を引き起こす原因ではないかと考えられていた。』ということは既に述べた。今，仮にこの蛋白が神経細胞死の引き金であることが証明され，しかも，運良く，この蛋白の働きを抑制するプロトタイプ化合物を見つけることができたと仮定しよう。

病態モデルが適切でない
　"『病態（記憶障害）―病因（コリン神経細胞死）―引き金（特殊な蛋白）』というシステムに『虫喰い』はない。したがって，一次スクリーニングは『試験管内で，化合物が神経細胞死を抑制するかどうかを調べる試験』，二次スクリーニングは老年痴呆グループが開発した『中隔破壊ラット』でよいではないか。"と考える人がいるかもしれない。
　しかし，今度は『病態―病因―引き金』仮説ではなく，スクリーニングシステムの中にある『虫喰い』が障害となる。ここで言う『虫喰い』とは，中隔破壊ラットが外科手術によるコリン神経障害モデルであって，特殊な蛋白による神経細胞死モデルではないという事実である。いくら神経細胞死を抑制する化合物であっても，外科手術によるコリン神経障害を抑制することはない。つまり，一次スクリーニングを通過した化合物（すなわち，神経細胞死を抑制する化合物）は，ほとんど間違いなく二次スクリーニングで落第してしまう。
　結局，老年痴呆グループとしては，中隔破壊ラット以外の新たな記憶障害モデルを開発しなければならない。そして，これまでに同グループが実施してきた研究のほとんどの部分が無駄になり，『病態モデルの探索』という"振り出し"に戻らざるを得ない。

業務命令という銘の伝家の宝刀

　私としては，みすみす振り出しに戻らざるを得なくなるとわかっていることを部員にやらせるわけにはいかない。ところが，神経細胞死の研究に反対する私に対して，既にかなりの自信を持ち始めていた部員が反発してきた。これまでにも，彼らと私の間に意見の行き違いは数え切れないほどあったが，その中でもこれが最大のものであったように思う。

　私は次ぎのように説明した。『過去に輝かしい戦果を挙げた戦略であっても，いつでも成功するとは限らない。たとえば『病態－病因－引き金』という戦略は海図なき航海をする上での水先案内のひとつ，いうなれば南十字星のようなものである。当然，状況によっては北斗星，昼は太陽というように，臨機応変に考える能力が要求される。』と。

　そのようなアバウトな話で納得するほど彼らは世慣れてはいなかった。彼らは，"神経細胞死の研究は会社の方針に沿っており，しかも老年痴呆グループメンバーの総意です"と言った。

　いろいろと考えた挙句に，私は，"業務命令"という伝家の宝刀を抜くことにした。『病態－病因－引き金』の解明を放棄して，『病態（記憶障害）－病因（コリン神経障害）』だけを頼りに新しい化合物を探そうというのが命令の内容であった。

　コリン神経が傷害されたために記憶障害が起こるのだったら，コリン神経を活性化する化合物を文献から探し出せばよい。そして，彼ら自身が確立した病態モデルラット（中隔破壊ラット）で評価したらよいはずである。そのように単純化して私は考えていた。

　結果的には，『病態－病因－引き金』の代わりに『病態－病因－治療』という新しい戦略を採用することになった。この決定が研究を進展させる結果になったのであるが，それにしても，私が『薬理からの考え』で示した基本方針の転換であり，私にも多少の罪悪感は残った。

台風一号の来襲

　上述の業務命令による決定は，われわれ薬理研究部門の内外に大きな波紋

を巻き起こす結果となった。まずは，台風一号の来襲である。驚いたことに，台風の中心には，過去に動脈硬化，骨粗鬆症，老年痴呆といった基礎研究テーマに反対した人々がいた。彼らは，"探索研究所の目標の一つとして『基礎研究』を掲げているではないか，それなのに世界が最も注目している神経細胞死の研究を止めさせるとは何事か"というのであった。

彼らの意見を素直に解釈すれば，基礎研究を奨励しているということになろう。しかし，そんなに簡単に『反対する』立場から，『賛成する』立場に変われるものであろうか。B社の中には今も『基礎研究嫌い』の文化が根強く残っているはずである。私としては，どう解釈してよいやら途方にくれた。

一方，ここでわれわれが彼らの言う基礎研究に乗って失敗したら，われわれの言う基礎研究からの創薬の火は完全に消えてしまう。世の中には，『屋根の上に上げておいて梯子を外す』という言葉がある。"上手い話にうっかり乗るとひどい目に会う"という戒めである。ましてや，楽観的な私ですら成功へのシナリオを描くことのできない神経細胞死の研究では，『君子危うきに近寄らず』を決め込む以外にない。

とりあえず，堅く唇を閉じて，じっと我慢するうちに台風は去った。前述の業務命令どおり，病態モデル動物で薬のタネ探しを始めることになったのである。

　もし，この時にわれわれが神経細胞死の研究を始めていたら，老年痴呆の研究はどうなっていただろうか。少なくとも，後述の開発品YYが発見されていなかったことは間違いない。因みに，西暦2001年の現在でも，神経細胞死の問題は解決されていない。

6．老年痴呆治療薬のタネ探し

薬のタネの探し方としては，最も簡単な試験管内実験（一次スクリーニング）から始めて，それから徐々に難しい複雑な実験系（二次スクリーニング）に移し，最後が動物モデル（三次スクリーニング）というのが一般的であり，効率的でもある。そのためにこそ『病態−病因−引き金』仮説が重要な役割を果たす。

なぜなら，動物実験モデルを用いた『病態−病因』の研究が動物モデル／

試験管内実験モデルを提供する。そして『病因－引き金』の研究が試験管内実験モデルを提供することになるからである。

無謀な試み？

老年痴呆の場合は，『引き金』が決まらなかったために試験管内での一次スクリーニング法を開発することができなかった。そして，普通は二次／三次スクリーニングとして用いられる動物モデル（中隔破壊ラット）で薬のタネ探しを始めざるを得なかった（図12）。

最初から無謀は承知の上であったが，それにしても中隔破壊手術や八方迷路を用いた実験に，大変な手間がかかった。挙句の果てには，アマンタジンに弱い効果が認められたものの，多数の論文に記憶障害を改善することが発表され，その改善効果が保証されているエゼリン（コリンエステラーゼ阻害薬）や，他社の抗痴呆薬候補品（アセチルコリンレセプターの刺激薬）などが，われわれの病態モデルで有効であることを確認できなかった。

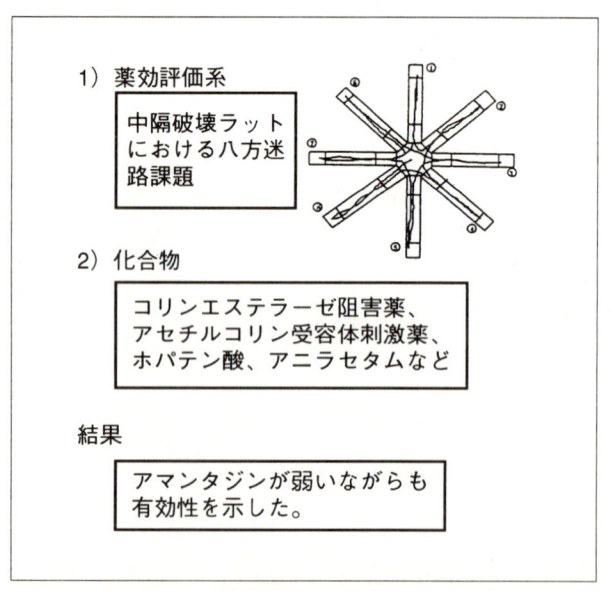

1) 薬効評価系
中隔破壊ラットにおける八方迷路課題

2) 化合物
コリンエステラーゼ阻害薬、アセチルコリン受容体刺激薬、ホパテン酸、アニラセタムなど

結果
アマンタジンが弱いながらも有効性を示した。

図12 病態動物を用いた老年痴呆治療薬のタネ探し（1985年）

コリンエステラーゼとは，アセチルコリンという神経伝達物質[39]を分解して，薬理活性のない化合物に変える酵素のことである。この酵素の働きを阻害すれば，アセチルコリンが増加し，コリン神経系が活性化したと同じ状態になる。事実，エゼリンを投与された動物では，コリン神経系の活性化に基づく全身症状の変化（涙を流したり，よだれをたらしたりする）が観察されていた。当然，コリン神経系が重要な役割を果たしている記憶も改善されてしかるべきであった。ところが，中隔破壊ラットの記憶障害は改善される兆候さえなかった。

 以上の実験結果は，『病態（記憶障害）－病因（コリン神経障害）』という作業仮説を否定するものであった。逆に言えば，コリンエステラーゼ阻害薬や，アセチルコリンレセプターの刺激薬が記憶障害を改善すると文献に報告されていたからこそ，われわれはこの作業仮説を採用した。それなのに，この結末である。

 最終的には，動物モデル自体が適当であるかどうかという問題まで浮上してきて，老年痴呆グループは動揺した。ともかくも緊急に軌道を修正する必要があった。

軌道修正

 老年痴呆グループ内で何度か会議を重ねることになった。全員が必死であった。厳しい議論の末に，中隔破壊の代わりに，スコポラミンという薬を用いてはどうかということに落ち着いた。（スコポラミンが第二次世界大戦中に用いられた自白薬であることは既に述べた。）

 これまで用いていた中隔破壊手術は，脳内にある中隔という部位のコリン神経を全て破壊してしまうモデルであった。これに対して，スコポラミンモデルの場合はコリン神経自体には障害を与えず，神経機能だけを抑制するという比較的緩和なモデルであった。そのために，薬の効果が出やすいのではないかと考えた。

 その後，次のように推論した。すなわち，中隔破壊ラットの中隔部位

---

[39] 神経細胞の中で合成され，貯蔵される化学物質。神経刺激によって神経から遊離されて，刺激を次ぎの神経または臓器に伝える。

では，コリン神経系が破壊されている。そのために神経細胞の中で合成されるアセチルコリンは元々存在しない。したがって，分解酵素（コリンエステラーゼ）を阻害しても当然アセチルコリンは増加しないし，コリン神経系も活性化しない。

ところが，同じラットにおいても，中隔以外の部位にあるコリン神経系，たとえば唾液腺や涙腺の神経細胞は正常であり，アセチルコリンが存在する。したがって，コリンエステラーゼを阻害することによって，当然アセチルコリンが増加する（コリン神経系は活性化する）。

こう考えると，エゼリンを投与した時に，正常な神経によって司られている涙や，よだれの分泌は増加したが，破壊された中隔神経によって司られている記憶が改善されなかったのは当然の話であった。

一方のアセチルコリンレセプターの刺激薬が有効でなかった理由についてはいまだに明らかでない。この薬は，その後数社で開発が進められたが，現在でも有効性が明らかではない。副作用が強く，そのために薬用量を増加することができないことも，『有効でなかった』原因のひとつと考えられる。

台風二号の直撃

新しく採用したスコポラミン記憶障害モデルにおいて，対照薬のエゼリンが有効性を示した。そのおかげで，やっと薬のタネ探しを再開することができた。しかしながら，その後も依然として目覚ましい研究成果は得られなかった。われわれの薬理評価では，文献上で有効と報告されていた化合物の中で，エゼリン以外のほとんど全てが無効であるということになってしまった。

文献のデーターが再現されないというのは，専門外の人にとっては理解しがたいことではなかろうか。ところが，薬理研究の場合にはしばしば起こり得ることであって，"文献のデーターが再現されることのほうが珍しい"という人がいるぐらいである。そして，大抵は実験条件[40]が違うから，どちらの実験結果が正しいか不明であるという不難なところに落ち着く。しかし，

---

40) 実験動物の種・性別・体重，実験当日の温度・湿度・時間，あるいは実験担当者の技量など。

かなり意図的なインチキもある。

　このような悪戦苦闘の真っ最中に，"記憶障害を治すなどと難しいことを考えなくても，老年痴呆に基づく行動異常に有効な薬があれば十分ではないか？"という論議が出てきた。台風二号の直撃である。考えようによっては，行き詰まり状態を打開するための助け舟であると，建設的に捉えることもできた。しかしながら，私にとっては"もうそろそろ茶番劇は止めたら"に近い，"強い逆風"に感じられた。その理由については以下に述べる。

八方塞がり

　痴呆に基づく症状には，記憶障害と行動異常があること。われわれは，前者の治療に"的を絞った"こと。これらについては既に述べた。今さら，徘徊，せん妄，自発性低下といった痴呆老人に特有の行動異常の研究に方向転換するわけにはいかない。

　その一番の理由は，『病態（行動異常）－病因（？）－引き金（？）』についての勉強，あるいは新たな病態モデルの探索など，再びゼロから始めなければならないことである。こんなことの繰り返しをしていると，期限の3年以内に成果を挙げることが不可能になる。

　もっと現実的な問題として，われわれが『記憶障害』から『老年痴呆に基づく行動異常』に方向転換したとしても，その途端に，新しいテーマが中止になる可能性があった。何故ならば，既にB社は他社から導入[41]したチアプリドという薬を，老人痴呆に伴う行動異常の治療薬として厚生省に申請中であった。社内に競合品がある場合は，優先順位をつけて，どちらか一方を断念するというのが一般的であった。

　被害妄想と非難されそうであるが，われわれには本当の難局を迎えたという実感があった。チームメンバーの青くひきつった顔が今でも脳裏に焼きついている。私がメンバーを鼓舞するために用いた『有言実行』とか『死して屍拾う者無し』という常套句は，こんなときに生まれた言葉であった。

41）他社製品または有望な化合物をお金を払って買うこと。

地獄で仏

　いかにも偶然によって問題が解決したと思われる場合でも，その解決の糸口は，せっぱ詰まった緊張状況での継続的な苦難の中で見つかることが多いのではなかろうか。たとえば，ニュートンが木から落ちるリンゴを見て万有引力を発見したというようなものである。結論の寸前で理論的に行き詰まり，解決法を求めて，うつ向き加減に散歩するうちに，ふと目を上げたら，リンゴが落ちてくるのが見えた。全ての難問がその時一気に氷解したのであろう。

　あの偉大なニュートンとわれわれを同列に論じることは，不遜以外の何ものでもないとお叱りを受けそうである。それは別問題としても，老年痴呆グループ全員が一致団結して，『コリン神経の活性低下が記憶障害の原因になっているのだから，コリン神経を活性化する化合物を見つければよいのだ，しかし…』と呻き合っていた。

　そのような折りも折り，薬理研究部員が合同で行うセミナー（勉強会）で，"ドーパミン神経の刺激薬がコリン神経を活性化させる"という論文の紹介があった。（既に述べたように，コリン神経が活性化されれば，記憶障害が改善するはずである。）

　とことん困っていなければ見過ごしてしまいそうなこの情報が光明をもたらした。藁をも掴む思いで，スコポラミン記憶障害モデルを用いて上述の仮説を試してみることになった。すると，なんと既存のドーパミン神経刺激薬であるアマンタジンとノミフェンシンが，記憶障害を改善するというデーターが得られた。

　幸運はさらに重なった。ドーパミン神経刺激作用を有する鎮痛作用物質"X"も，記憶改善作用を示したのである。この化合物は，探索研究所創立後間もないころに，短期テーマを担当していたわれわれの仲間が発見したものであった。当初は，新しい作用メカニズムのために，本社開発サイドからの非常な興味を集めた。しかし，臨床試験寸前で，予期せぬ毒性のため開発中止となっていた。

　毒性という，今後解決しなければならない問題はあったが，ともかくもわれわれ独自の，全く新しい老年痴呆治療薬のタネ（プロトタイプ化合物）は見つかった。

早速，痴呆グループ全員が祝杯をあげて，共に狂喜したことは言うまでもない。おりしも，鳥羽一郎の『兄弟船』がカラオケとなってヒットしていた。"船はボロだが，しけ（台風）には強い"と歌ったのである。研究の醍醐味を満喫した一瞬であった。

7．陰茎勃起誘発作用

　プロトタイプ化合物は見つかったものの，八方迷路の実験では，1ヵ月に2化合物の有効性を評価するのが精一杯であった。1個の開発候補化合物を探すのに，最低でも100個の化合物をスクリーニングするという現実からして，いかにも非能率的であった。なんとしても，より簡便なスクリーニングシステムを探しだす必要があった。この問題が，またしても，ちょっとした偶然から解決されることになった。

たくましい連想

　とある専門薬理学雑誌に掲載されていた"陰茎勃起作用"という論文が私の目に留まった。私としても，最初からわれわれの仕事に関係すると考えたのではなく，始まりは単なる好奇心に過ぎなかった。ところが，この論文には，化合物Xと同じドーパミン神経刺激薬が，脳の海馬と呼ばれる部位のコリン神経を活性化することによって，陰茎勃起を誘発することが記載されていた。
　ここでひとつの異縁連想が生まれた。海馬はコリン神経が集合する場所であり，既に述べた中隔とともに記憶を司る神経センターであることが知られていた。海馬のコリン神経が活性化されれば，"記憶障害"が改善されても不思議ではない。つまり，陰茎勃起誘発作用を抗痴呆薬の簡便なスクリーニング法として使える可能性が出てきた。
　　探索研究所が発足する数ヵ月前に，京都大学薬理学教室の高木博司教授とお話する機会があった。新しい研究所のテーマを模索するための意見聴取の一環であった。
　　その時，つい興が乗って性欲の話をした。以来，私は『欲望』が研究

対象の一つになるような時代がくるかもしれないと考えていた。これらのことが，間違いなく陰茎勃起作用に興味を持つ原因となった。

後に『興味あるデーター／情報を，頭の中のいつでも取り出せるところにしまっておくこと。そして，チャンスがきたら実験すること。これらがセレンディピティ（思いがけない発見）を味方にするための最良の手段となる。』と考えるようになった理由のひとつでもある。

薬理学と歴史学

薬理学は，推論のかなりの部分を古文書（論文）に頼っているという意味において，歴史学と似ている。古文書には正確な記述のものもあれば，面白さ・おかしさに重点傾斜したものもある。つまり，両者を嗅ぎ分けること（目利きとも言う）が最初に重要となる。（目利きはほとんど即断即決であり，多くの場合直感が優先すると考えられがちである。しかし，直感を支えているのは経験であり，知識であり，そしてそれらを総合する"知恵"なのではなかろうか。）

次は，選んだ古文書の意味するところを正確に解釈し，独自の作業仮説をたてるとともに，研究者自ら実験を行う必要がある。古文書の選択が正しく，研究者による解釈も適切であれば，新しい証拠がどんどん集まってきて，作業仮説が証明される。一方，古文書の選択が誤っていたり，解釈のどこかに無理があると，いずれつじつまが合わなくなってくる。

つじつまが合わないのに，無理につじつまを合わせようとして実験を繰り返すと，挙句の果てに研究者としての一生を棒に振ることになる。それを避けようとして，虚偽のデーターを発表する研究者もある。以前に述べた意図的なイシチキは，こうしたことが原因であることが多い。こうなると，不幸以外の何物でもない。

以上述べたようなことは，薬理学や歴史学のみならず，サイエンス全般に共通する話とも言える。とりわけ，実験条件が実験結果を大きく左右する薬理学では，すべては，まず自分の手で再実験することによって，古文書の意味するところを確認するという地道な作業から始めなければならない。この手間を厭うかどうかで，研究者としての資質が問われる。何故なら，この部分をいい加減にやったり，あるいは省略すると，後で再び原点に戻ることを

余儀なくされることが多い。

世界のレベルに追いついた

早速，M君が前述の論文の内容（陰茎勃起）を確認するために再実験を行うことになった。実は，彼こそが神経細胞死の研究を始めようとした本人で，私がそれを強引にやめさせたという経緯があった。それだけに，彼が私の提案を快諾してくれたときは嬉しかった。彼の前に，いろいろな人に声を掛けて，断られていただけになおさらのことであった。

こうなると人間（私）とは勝手なものである。『神経細胞培養の実験をM君にやらせてやれば良かった』と今さらながら反省もした。実は，M君を神経細胞死の実験に駆り立てたのも，陰茎勃起の実験を承諾することになったのも，いずれも好奇心のなせる技であった。研究者の資質として，好奇心ほど大切なものはない。

まもなく，ドーパミン刺激薬は，陰茎勃起を誘発するばかりでなく，記憶障害をも改善することが確認された。その他に，化合物Xにも陰茎勃起作用と記憶障害改善作用があることが明らかになった。抗痴呆薬の簡便なスクリーニング法として，陰茎勃起誘発試験が使えるのではないかという発想が証明された。同時に，化合物Xを含むドーパミン刺激薬が（海馬の）コリン神経を活性化することも確実となった。

古文書の選択が正しく，解釈も適切であれば，新しい証拠がどんどん集まってくるということの実例のひとつである。これら陰茎勃起に関する研究成果は，抗痴呆薬の研究開発という企業活動の上で鍵となる発見であったばかりでなく，後に論文となって国際的な一流薬理学雑誌に掲載された。基礎研究としても高く評価され，M君の博士論文の材料ともなったのであった。M君の労に多少とも報いることができた。そして脳の研究で世界のレベルに追い付いたと実感したのはこの頃であったように思う。

事実は小説よりも奇なり

ちょうどこの頃（1980年代半ば），日本ではアーサー・ヘイリー作の"ストロングメディシン"という本が話題になっていた。この小説は医薬品の研

究開発を舞台にしており，ペプチド7という夢の新薬の成功談であった．驚いたことに，このペプチド7は記憶増進作用と共に陰茎勃起誘発作用をも持っていると書かれてあり，われわれの発見した化合物Xとそっくりなのである．偶然の一致とは言え，われわれにとっては非常に勇気づけられる話であった．

『恋愛をしている老人は痴呆にならない』とかいう話が，まことしやかに語られたのもこの頃であった．後日談であるが，この数年後にインポテンツ治療薬であるバイアグラの陰茎勃起誘発作用が発見され，臨床試験が開始されている．この類の薬は媚薬と呼ばれ，まともな会社の研究開発の対象にはなっていなかった．そのためか，ファイザー社の開発担当者が私に意見を求めてきた．私は"それは非常に面白い，是非とも開発するべきだ！"と返事した．

一連の話は，プロジェクトマネージャーをはじめとする本社スタッフには全く人気がなかった．彼らにすれば，陰茎勃起作用という研究対象が愉快すぎる現象のように感じられたのであろう．『薬創りとは関係の無い基礎研究』の一つと解釈し，『この忙しい時に……』という思いで一杯であったのかもしれない．

たった一人興味を示してくれたのが，メディカルアドバイザーであった．彼は薬理研究の先覚者で，われわれの大ボスであったが，当時は既に中枢を離れ，1ヵ月に一度探索研究所を訪れては，いろいろと助言してくれていた．その彼が，陰茎勃起の話を手放しで面白がってくれたのである．このように，研究現場を離れ，自分では実験しないようになると，立木を鉈で倒すような大胆な考えもすんなり頭にはいってくるのであろう．あるいは，彼自身が陰茎勃起という研究そのものに興味を覚えたのかもしれない．

8．病態動物モデルの変更

一次スクリーニングは陰茎勃起誘発作用，二次スクリーニングは八方迷路試験というスクリーニングシステムができあがった．さらに簡便な（たとえば試験管内で実施可能な）スクリーニング法があれば理想的であったが，陰茎勃起作用という動物実験でも1日に数個の化合物を評価することが可能で

あった。この試験で最も強い効果を示した化合物を，次の八方迷路実験で評価すれば，かなり効率的であり，スクリーニングにはほとんど支障がないと考えられた。

もうひとつの試練

ところが，いざスクリーニングを始めようという段になって，スコポラミン記憶障害モデルを用いた八方迷路のデーターに問題があることが明らかになってきた。

プロトタイプ化合物として頼みとする化合物Xが，この病態モデルの記憶障害を改善したり，改善しなかったりするのである。これでは，誘導体の合成，いわんやスクリーニングどころではない。実験担当者のみならず私にとっても，『一難去って，また一難』であった。

研究者にとっては，自分達の出したデーターが再現されないことほど辛いことはない。外国では，多少でも疑わしい研究成果に関しては，他の研究者の面前で再実験を要求（challenge）されることは珍しくない。これで負け，インチキ（fraud）が明らかになると，少なくとも学会からは永久追放ということになる。このとおりを考えたわけではないが，『とうとう命運尽きたか？』と考え込んでしまうぐらい，われわれにとって深刻な問題であった。

まずいことに，『化合物Xがラットの記憶障害を改善した』というニュースは，既にB社のトップマネジメント，あるいは本社スタッフの知るところとなっていた。今度こそ超大型の台風三号が襲来してくるかもしれない。一刻も早く，問題を解決する必要があった。

原点に戻る？

『薬理学と歴史学』の項で"解釈のどこかに無理があると，いずれつじつまが合わなくなる"と書いた。同じく，"古文書の意味するところを確認するという地道な作業から始めなければならない。この部分をいい加減にやったり，あるいは省略すると，後で再び原点に戻ることを余儀なくされることが多い。"とも書いた。

老年痴呆グループメンバーは"われわれも同じ轍を踏むのではないか"と

考えたのであろう。明らかに浮き足立った動きが見えていた。しかし，彼らこそ，上に書いた傍点の部分を省略しなかったばかりか，それ以上に陰茎勃起の実験をやり込んでいた。

　私から見れば，『化合物Ｘが海馬のコリン神経を活性化し，この作用によって陰茎勃起を誘発する』という仮説を支持する複数の実験事実があった。化合物Ｘの作用に関して疑問を持つ（原点に戻る）必要はないと思った。

　　薬理データーは，たとえそれが権威ある文献に記載されていたとしても，単なる状況証拠である場合が多い[42]。仮説を確信するためには，状況証拠一つでは不十分であり，最低でも三つは欲しい。

　　特に，若くて訓練が未熟な研究者は注意しなければならない。ともすると，彼らはたった一つのデーターに基づいて仮説が証明された，あるいは仮説が否定されたと考えがちである。そして，最後の駄目押し（手間）を省いてしまうことがある。

最大の被害者

　『化合物Ｘが海馬のコリン神経を活性化し，この作用によって陰茎勃起を誘発する』ことにはほとんど間違いがなかったが，『陰茎勃起が誘発されれば，記憶障害も改善されるはずである』という仮説には多少の疑問があった。第一，この仮説はわれわれの日常生活と矛盾する。おまけに，女性は記憶が障害されてるという結論にさえなりかねない。とうことは，海馬には『陰茎勃起』あるいは『記憶』を支配している別々のコリン神経があるはずである。化合物Ｘがコリン神経を活性化するといっても，陰茎勃起に関与する神経だけを選択的に刺激すれば，記憶障害は改善されない可能性はある。

　　幸いなことに，この可能性を否定する以下のような状況証拠があった。
　　　①化合物Ｘ以外でも，ドーパミン神経刺激作用やコリン神経刺激作用を
　　　　持つ多くの化合物に，陰茎勃起作用と共に記憶障害改善作用があった

---

42) 単一の物質を相手にする化学の場合は機器分析データーという説得力のある直接的な証拠がある。ところが，生物現象にはおびただしい数の化合物が関与する。一つ一つの物質の変化についてデーターを集めることは不可能である。そのために，薬理データーは間接的なものとならざるを得ない。

（両作用は分離できない）。
　②そして，化合物Ｘには陰茎勃起作用や記憶障害改善作用の外に，それらの作用とは全く関係のない鎮痛作用もあった（化合物Ｘの作用の選択性は決して高くない）。

　私は『化合物Ｘが陰茎勃起神経のみを刺激し，記憶に関与する神経は刺激しない』という可能性を採用しなかった。そして，化合物Ｘが，病態モデルの記憶障害を改善したり，改善しなかったりするのは，実験に用いたラットの数が少なかったためと単純に考えた。事実，データーのバラツキによって『有効な化合物が無効である』と誤認されることは，少数例の実験では頻繁に発生する過ちであった。

　最大の被害を受けたのは実験担当者であった。来る日も来る日も八方迷路で化合物Ｘの有効性評価という状態が続いた。ところが，彼らの必死の努力にもかかわらず，状況は一向に改善されなかった。

　冷静な第３者には，われわれ（私）がつじつまをあわせをしていると映ったかもしれない。一方で，ここで諦めなかったことが良かった。諦めていたら，主題の抗痴呆薬候補品は，この世に存在しなかったのである。創薬研究とは不思議なものである。

八方迷路と決別

　危うく泥沼という危機からわれわれを救ったのは，またもや"せっぱ詰まった状況"であった。何とか冷静さを取り戻したわれわれは，個々のデーターから詳細に再検討を始めた。その結果，八方迷路で測定することのできる記憶障害の程度は，正常動物と比較して最大でも20％程度の低下と非常に軽微であることに気が付いた。

　既に述べたように，八方迷路では『８回の腕の選択で，何個エサを取ることができたか』によって記憶を判定する。訓練された正常なラットは，８回の選択で７～８個のエサを取ることができた。一方，任意に８回選択した場合に取ることができると予想されるエサの数，すなわち統計学上の確率（チャンスレベル）は５個と計算されていた。

　記憶障害のあるラットでもチャンスレベルまで落ちることはなかった。つまり，取ったエサの数が，７～８個から６～７個に減ったことを以って"記

憶が障害された"と判定された。逆に，6～7個が7～8個に増加したことを以って，"記憶障害が改善した"と判定された。その差は僅か1～2個であった。

　加えて，記憶障害ラットの中にはほとんど正常ラットと変わらない動物もいた。個体差が大きかったのである。このような状況の中では，化合物Xが記憶障害を改善したり，改善しなかったりすると判断されたのは当然であった。

　われわれは，ついに八方迷路での検討を断念し，それ以外の記憶障害測定法を採用する可能性について検討することになった。

　老年痴呆チーム結成以来の付き合いである八方迷路と決別することは，実験担当者とすれば非常に辛いことであったに違いない。私としても生木を裂かれる思いであった。しかし，データーの再現性が良くないと，いずれスクリーニング自体が暗礁に乗り上げることになる。より確かな有効性評価系が見つかって救われるのは彼らであった。

スクリーニングに必要な定量的評価

　新しいスクリーニング法を探す時に，忘れてはならない事の一つに『スクリーニングは化合物の選別作業である』という事実がある。

　化合物の間に誰の目にも明らかな差があれば選別は簡単である。ところが，スクリーニングの場合，ほとんどの化合物が目標とする作用（たとえば，記憶障害改善作用）を持っており，化合物間の差はそれほど大きくないことが多い。プロトタイプ化合物の構造をほんの少しずつ変えていくのだから，当然のこととして理解されよう。

　そのような時，単に『記憶障害を改善した／しない』と定性的に評価したのでは不十分である。何故なら，同じような記憶障害改善作用を持つA化合物とB化合物を選別することができない。

　A化合物が記憶障害を35％改善し，B化合物が30％改善したと定量的に判定されてはじめて，B化合物を捨てて，A化合物を選ぶことになる。次は，選ばれたA化合物の化学構造式を参考にして，いくつかの誘導体を合成する。そして，さらに効果の優れた（たとえば，記憶障害を40％改善する）化合物を選択する。

このような作業を繰り返しながら，最終的には，(たとえば，記憶障害を80％改善する) 化合物を選び出す。これがスクリーニングと呼ばれる化合物の選別作業である。定量的な評価はスクリーニングの基本である。
　ところが，動物の記憶を定量的に測定するとなると，さまざまな工夫が必要となる。ヒトならば，試験をしたり，計算をさせたりすることもできるが，動物の場合は，行動を記憶の指標としなければならない。『行動の変化を記憶といってよいか？』という問題もある。動物の状態，外部環境，その他諸々の因子が，簡単に動物の行動を変化させてしまうからである。
　以上のような問題を解決するべく，非常に簡単なものからきわめて複雑なものまで，いろいろな記憶測定装置が研究者によって開発されていた。しかし，全ての装置を検討している時間は，われわれに残されていなかった。既に，老年痴呆の研究は約束の3年目を迎えていた。定量的な評価が可能であるという以外に，既製品の実験装置があって，しかも直ちに購入可能であるということが選択の条件となった。

受動回避学習
　幸いなことに，受動回避学習装置が市販されていた。この装置は，ドアで仕切られた明るい部屋と暗い部屋から成っている。最初に明るいほうの部屋に入れられたラットは，暗い場所を好むという習性から，ドアが開くと同時に暗い部屋に入ってしまう。その直後に，暗いほうの部屋の床に用意された裸電線を通じて電撃ショックを与える。
　翌日にも，同じ装置を使って同じような実験が繰り返される。正常なラットは，昨日の電撃ショックの記憶から，明るい部屋に入れられても，なかなか暗い部屋に入ろうとしない。一方，記憶障害ラットは，昨日と同じように暗い部屋に入ってしまう。つまり，暗い部屋に入るまでの時間を測定することによって，記憶障害／記憶回復の程度を定量的に評価できる。
　実験装置一つ変えるにしても，実際には手間がかかる。まず，研究者自身が実験手技に習熟する時間が必要である。次は，既に記憶障害を改善することが確認されている薬 (対照薬という) を使って，その薬の効果が再現性良く[43]検出できるかどうかを確認しなければならない。用量―作用関係を調べることはもちろんである。これだけ手間隙かけても，必ずしもうまくいくと

は限らない。全てがうまくいくためには、文献の記述が正しく、しかもわれわれの実験も正確である必要があった。

　ここで、薬理学でよく出てくる用量－作用関係について述べる。一般的に言って、薬の量を増やせば、その作用も強くなってくる。患者の症状によって薬の"さじ加減"を可能にするのは、実はこの用量－作用相関があるからであり、薬にとって最も重要な性質の一つである。

　一方、用量－作用関係を調べるためには、いくつかの用量を用いて試験する。そして、用量の増加とともに作用が強くなっていけば、有効性はより確実となる。逆に、用量－作用相関のないものは、薬の作用ではなく、偶然の産物ではないかと言われる。

実験上手な仲間

　受動回避学習の実験では、正常のラットは暗い部屋に入ることを300秒以上躊躇するのに対して、スコポラミンを投与された記憶障害ラットは150秒以内に暗い部屋に入室してしまうと文献に記載されていた[44]。

　われわれの仲間の実験によって文献データーとほとんど同じデーターが得られた。つまり、記憶障害／改善の程度を定量的に測定できるだけでなく、データーの再現性もよく、スクリーニング法としては申し分ないことが明らかになった。

　逆に考えれば、もしもこの実験法で駄目ならば、われわれの当初の考え自体が間違っていたということになる。私としては、『化合物Xが効いてほしい』と祈るような気持ちと、『つじつまを合わせるために、一生を棒に振るよりは、真実を知りたい』という悲壮な決意の入り混じった複雑な気持ちであった。

　間もなく、私の許に、アマンタジン、メタンフェタミン、フェンフルラミン、ピロカルピン、そして化合物Xなど陰茎勃起誘発作用を有する化合物が

---

43) 1回目と2回目の実験データーが一致すること。データーの再現性がないとスクリーニングが混乱する。

44) このことを、正常にラットに比べて 150÷300＝50％の記憶障害が認められたと表現する。

表9　スクリーニングの繋がり

●一次スクリーニング：陰茎勃起作用
●二次スクリーニング：スコポラミンによる記憶障害（受動回避学習）

化合物（主作用）	一次	二次
アマンタジン（ドーパミン）	有効	有効
フェンフルラミン（セロトニン）	有効	有効
ピロカルピン（アセチルコリン）	有効	有効

記憶障害を改善したという情報が届いた。もちろん，用量—作用関係は誰の目にも明らかであった。こうして一次と二次のスクリーニングシステムとしての繋がりが保証されただけでなく，八方迷路から受動回避学習に変更することによって，2～3化合物／週のスクリーニングが可能となり，能率も数段改善された。

　私の研究生命，というよりは『老年痴呆』のテーマ自体を救ったのは，何度も喧嘩し，一緒に酒も飲んだ仲間であった。

　　アマンタジンは当時既に老年痴呆の治療薬として厚生省から承認されていた。また，メタンフェタミンは，ヒロポンという商品名で知られ，かつて受験生の学習効率を上げると言われた時代があった。これらの事実と上で述べた受動回避学習改善効果の関連については不明であるが，いずれ明らかになるような気がする。

9．抗痴呆薬のスクリーニングと評価

　1987年，いよいよ自社化合物Xの誘導体について，スクリーニングが開始された。正式なテーマ承認から数えてちょうど4年目のことであった。

化合物Zの発見

　アマンタジンの誘導体，そして化合物Xを鎮痛剤としてスクリーニングした当時に合成された100個を超える化合物の中から，約30個が選ばれて抗痴呆薬のスクリーニングに提供された。化学構造と薬理活性の関係から見て，

第Ⅲ章　老年痴呆の研究

表10　抗痴呆薬のスクリーニング
（1987－1988年）

薬効評価系
（1）陰茎勃起誘発作用
（2）記憶障害改善作用
　　（受動回避学習）

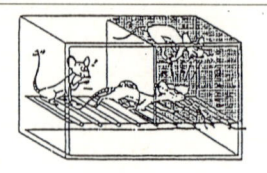

陽性対照化合物	（1）	（2）
アマンタジン	有効	有効
メタンフェタミン	有効	有効
化合物 X	有効	有効

スクリーニングサンプル
　　アマンタジン誘導体；17
　　化合物 X 誘導体；33

スクリーニング通過サンプル
　　化合物 Y, 化合物 Z, 化合物 W

後々の新規化合物合成（ドラッグデザイン）の参考になるようにというのが選択の基準であった。

　一次スクリーニングの陰茎勃起試験をアルバイトのTさん，二次スクリーニングの受動回避学習試験をIさんが担当した。そして，薬理研究部の鎮痛薬（短期テーマ）グループから移ってきたO君が彼女らの指導に当たった。

　翌1988年に，化合物Xの誘導体である化合物Yが陰茎勃起作用と記憶障害改善作用を併せ持つ有望な化合物として選択された。さらに，より良い化合物を目指して，有機化学研究部からO君，T君などが加わってドラッグデザインを行い，最強の化合物Zが見い出された。

発癌性の疑い

　いよいよ，化合物Zは開発候補品として承認され，その後の安全性評価に続いて臨床試験に入るはずであった。ところが，開発研究所で実施された最

初の安全性試験『細胞を使ったエームス試験[45]』において、化合物Zは陽性となってしまった。化合物Zが遺伝子に悪影響を与えるというのである。

この結果によって直ちに『化合物Zには発癌性がある』というレッテルが貼られる訳ではない。しかし、白か黒かの決着をつけるには、2年間、数億円をかけて、正式な発癌性試験（動物実験）を実施する必要があった。そのようなリスクを冒すよりは、新しい化合物を探そうというトップマネジメントの決定にしたがって、化合物Zの開発候補品としての評価はストップすることになった。

その後、逆にエームス試験をスクリーニング法として用い、発癌の危険性のない化合物を探した結果、化合物Yが化合物Zの有力な後継品として選び出された。なんの事はない、結局はドラッグデザインを施す前の化合物に戻ることになったのである。

研究所の組織改編

化合物Yの誕生を見届けたかのようにして、1989年4月に薬理研究部の中の長期テーマグループが探索研究所から独立した。『独創的で本質的なスクリーニング法の開発』を目標とする"基礎研究グループ"の誕生である。

一方、同じ薬理研究部に所属していた短期テーマグループは、探索研究所に残って『（プロトタイプ）化合物の発見』を担当することになった。そして、"開発候補品"の一歩手前の"化合物"は『キャンディデイト化合物』と読み替えられた。

1983年から続いた研究所組織『探索研究所→新薬研究所→開発研究所』の上流に「基礎研究グループ」が加えられ（図13）、『スクリーニング法→プロトタイプ化合物→キャンディデイト化合物→開発候補品』という開発ステージごとの組織目標もできあがるかに思えた。

ところが、探索研究所の目標が"キャンディデイト化合物の創出"に変更された。新薬研究所の目標と全く同じになってしまったのである。この変更は『スクリーニング法→プロトタイプ化合物』のプロセスをあいまいにすると共に、以後の基礎研究グループの活動に大きなインパクトを与えることに

---

45) 化合物の発ガン性を試験管の中で調べる予備試験。

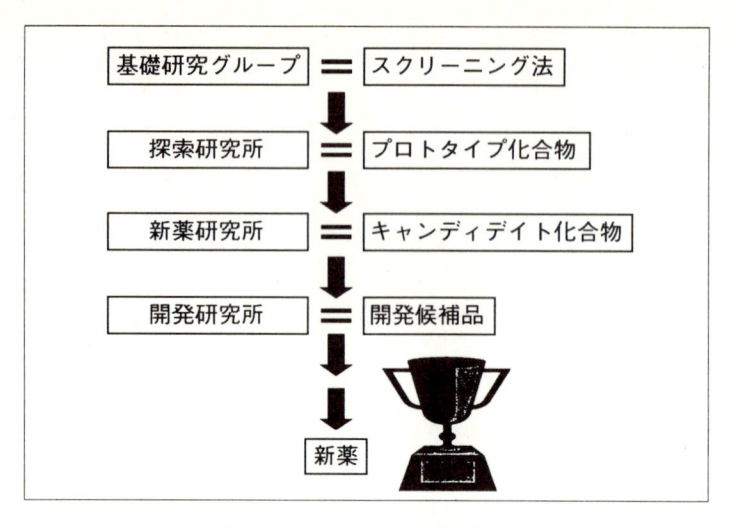

図13　理想的な研究組織

なる。

プロジェクト会議

　開発ステージごとの研究所組織は，まさしくシステムの組み合わせである。各システムの役割がはっきりすればするほど，インターフェイスがしっかりしていないとシステム全体として機能しない。

　この場合のインターフェイスは，前の研究所の成果を，次の研究所へ移行させるメカニズムのことである。一般的には，プロジェクトマネージャー，研究所の責任者，開発部門の責任者によって構成されるプロジェクト会議がその役割を果たす。

　プロジェクト会議では，メンバー間で価値観が共有されている場合には問題は少ない。たとえば，探索研究所発足時のB社には，『独創的な医薬品の早期創出』という共通の目標があって，価値観も統一されていた。そのような状況では，容易にコンセンサス（同意）が得られ，それぞれの研究所の成果はスムーズに次の段階へと進んでいく。

　価値観に違いが出てくると，非常に厄介なことになる。いろいろな思惑や

利害がプロジェクト会議で表面化し，場合によってはシステムとして機能しなくなってしまうこともある。そのような時に，問題を解決し，プロジェクトをリードするのがプロジェクトマネージャーの役割である。ところが，後に述べるように，彼らはプロジェクトを完全に操縦しようとするか，ラインに全てを任せて調整に走り回るかの両極端に分かれる場合が多い。

多勢に無勢

　前述の組織改編と同時に，研究開発部門としての新しい目標が設定されることになった。

　製薬企業として最も重要なのは『新薬の売上』であり，これは新薬の数と質によって決まる。一方，新薬の質の論議は難しく，数の論議はわかりやすい。したがって現実的には『新薬』の数歩手前にある『キャンディデイト』の数が目標とならざるをえない。B社においても，"(グローバルカンパニーとしては) 1年間に2個ぐらいの新薬がほしい"というトップマネジメントの願望が数値目標となった。

　欧米の製薬会社における過去のデーターを基にして，1年間に創出すべきキャンディデイト化合物の数が計算された。目標達成は，探索研究所と新薬研究所の職務責任とされ，彼らはキャンディデイト化合物を目指して"しのぎを削る"ことになった。

　こうなると長期テーマは敬遠される。しかも，当時の研究開発部門内における人員配分を見ると，基礎研究グループの13名に対して，探索研究所と新薬研究所には，約20倍の研究者がいた。当然，基礎研究グループからスクリーニング法が出てくるのを待ってばかりもいられないという状況が成立した。

　『多勢に無勢』という言葉を証明するかのように，基礎研究グループの組織と，その成果に対する関心が薄らいでいった。

10. 基礎研究グループによる薬理評価

　上で述べたような状況下では，化合物Yの受け皿を見つけることは所詮不可能であったのかもしれない。結局，われわれ基礎研究グループが，化合物Yをキャンディデイトにするための評価を引き受けることになった。
　"本来は探索研究所または新薬研究所の仕事であり，開発ステージごとの研究所組織（役割分担）というコンセプトから外れるのではないか？"という疑問も無かったわけではない。しかし，そんな呑気なことを言ってる場合ではない。われわれが他の誰よりも化合物Yに興味を持っており，われわれの仲間の中に"痴呆研究のエキスパート"がいたことから，むしろ当然の選択であると考えた。

客観性を重視

　スクリーニングの段階で有効な化合物を選択したにもかかわらず，さらに『キャンディデイトにするための評価』とは，一体何を意味するのかと不思議に思う人がいるかもしれない。
　スピードを最も重視するスクリーニングでは，本来有効であるはずの化合物を無効と判断したり，無効な化合物を有効と判断してしまうことがある。また，『折角見つけた化合物だから，動物モデルで効いてほしいと願う研究者の思い入れ』が仇となって，有効性や副作用などについて，つい恣意的な判断を下してしまうおそれがあった。
　客観的な判断を下すためには，より多くの動物を使用したり，場合によっては実験担当者を代えたり，あるいは新しい記憶障害モデルも加えるなどして，丹念に評価するのが通例であった。既に効果があることがわかっている対照薬とキャンディデイト化合物を比較する必要もあった。
　基礎研究グループによる化合物Yの評価は，およそ1年間に及んだ。正常な動物で副作用の有無を調べる一般薬理試験も行った。これらの実験によって，化合物Yの有効性と安全性が確認されたことはいうまでもない。受動回避学習装置を用いた有効性試験に関して言えば，対照薬が無効であった老齢

ラットの記憶障害（ラットも老齢になると記憶が障害される）を改善するなど，優れた特徴を持つことが明らかとなった。

見解の相違

今度こそ，われわれの任務（キャンディデイトとしての評価）は終わり，次は本格的な非臨床試験や臨床試験を経て，画期的新薬（ホームラン）の登場を待つばかりかと思われた。しかしながら，話はわれわれが考えていたほど簡単ではなかった。

1990年4月に開催されたプロジェクト会議で話題の中心になったのは，化合物Yが受動回避学習において記憶障害改善効果を示したことよりも，八方迷路実験で明確な効果を示さなかったことであった。議論の背景には，八方迷路学習では短期記憶が主であり，受動回避学習では長期記憶が主であるという通説があった。ところが，老年痴呆の研究を開始した頃と違って，短期記憶障害と長期記憶障害を厳密に区別する人が少なくなっていた。アルツハイマー病の患者では，短期記憶と共に長期記憶も障害されているという論文も多数発表されるようになった。

しかし，プロジェクトマネージャーを含む本社スタッフの中には，実験上の細かなことや老年痴呆の最近の話題に詳しい人はいなかったようである。彼らは，"アルツハイマー病の短期記憶障害に焦点を絞って，陰茎勃起誘発試験と八方迷路実験をスクリーニング法に選んだのであるから，後者で無効であった時点で，既にキャンディデイトとしては落第である"と主張した。

われわれの反論に対しても，本社スタッフは"先行品に劣らないということを積極的に証明する（受動回避学習そしてスコポラミン痴呆以外のモデルでの）データーが必要である"という主張を繰り返すだけであった。仲裁役のいない議論は堂々巡りとなった。

先頭を走ろう

本社スタッフにはあまり人気のない化合物Yであったが，われわれの目にはもちろん『画期的な化合物』として映った。"我が子ほどかわいいものはない"と言われそうであるが，そういった感情論とは少し違う。事実，化合

物Yを投与された動物の外見は全く正常動物と変わらず，他社の先行品を投与された動物が明らかに中毒症状を示すのとは大違いであった。一見して，重大な副作用はなく，毒性も弱いことは明らかであった。

ところが，面白いと言えば言うほど，われわれは浮き上がってしまうようになった。それも，言ってみれば無理のないことではあった。化合物Yは，原因不明の"アルツハイマー病"の薬であり，既に原因が明らかな高血圧や胃潰瘍の治療薬の延長線上で考えることはできなかった。作用メカニズムから考えても，世界的に類のない薬であった。

そんなある日，われわれの仲間の一人が『日本の製薬会社のほとんどは，マラソンにたとえて言えば，他人の後ろ姿を見て走ることに慣れてしまった。だから，たまたま先頭になることがあっても，怖気づいてしまい，自分から進んで誰かの後ろに回ろうとするんですよ。』と呟いた。"われわれが先頭を走り続けなければならない"と覚悟したのはこの時であった。

11. 薬理評価のやり直し

前述の『先行品に劣らないということを積極的に証明するデーター』を，またしても基礎研究グループが集めることになった。このデーターがないと，キャンディデイトとして承認されない以上，われわれに選択の余地は無かった。もちろん，老年痴呆グループばかり（3名）でやるとなれば，かなり長期にわたることが予想された。そのために，当時12名いた基礎研究グループの其の他のメンバーにも手伝ってもらうことにした。

化合物Yを評価するにしても，『キャンディデイト』として評価する時と，『開発候補品』として評価する時では大きく異なる。前者は研究段階における評価であり，後者は開発段階における非臨床試験の一環である。

開発候補品としての評価

非臨床試験は，動物実験によって新薬の薬効薬理，吸収・分布・代謝・排泄などの薬物動態，そして毒性を明らかにするためのものである。それらのデーターをもとに，開発候補品が臨床試験に参加する患者に投与され，その

表11　非臨床試験の概要

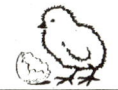

①薬効薬理研究（候補化合物の有効性を調べる）
②薬物動態研究（体内での吸収，分布，代謝，排泄の状態を調べる）
③毒 性 研 究（安全性の領域や，発がん性などの毒性を調べる）

後も新薬となってさらに多数の患者に投与される。そう考えると，当然間違いは許されない。

特に，人命に関わる一般毒性や特殊毒性試験については，GLP（Good Laboratory Practice）という厳格な管理基準の下に実施されなければならないと法律で定められていた。たとえば，実験の前には，実験計画書を作成し，その中で実験の目的，実験方法，実験の指示命令系統などを明らかにしておくことが要求される。さらに，実験計画書と共に，動物の購入伝票と使用実績の記録，あるいは未加工データー（実験ノートやメモの類）を保存しておくことも必須であった。

薬効薬理試験については，GLPのような規則はなかったが，GLPに準じた形（準GLP）で実施するのが一般的であり，そのための自主管理基準があった。全ては，間違いやごまかしがないということを保証するためのものである。

キャンディデイトとしての評価

『キャンディデイトとしての評価』にはGLPも自主管理基準もなかった。多くの化合物がこの段階でふるい落とされてしまうというのが現実であり，たとえ厳密な試験を実施したとしても，折角のデーターが無駄になりかねない。キャンディデイトの段階をパスした有望な化合物については，非臨床試験をやり直せばよいという考えがあった。

しかし，これは，薬効が確かな化合物については明らかな二重手間であった。一方，動物実験には実験条件が違えばデーターも微妙に変わってくるという問題がある。場合によっては，『キャンディデイトとしての評価結果』が『開発候補品としての評価結果』と一致しないことも考えられる。これは，開発ステージごとに分かれた組織の場合には研究所間の不信感の原因となる

可能性があった。それで済めばまだマシなほうで，場合によっては責任問題にまで発展することも考えられた。

そのようなトラブルを避けるためには，われわれが行おうとしている『化合物Yの評価』についても，GLPの基準で実施するのがベストである。そうすれば，万が一，研究所間でデーターの食い違いが生じて，再実験の要求（challenge）を受けた場合にも，以前の実験を正確に辿ることが出来るはずである。

かつて東京大学薬学部薬理学教室の粕谷豊教授がB社で講演され，"有効な化合物を無効であると評価した場合と，無効な化合物を有効であると評価した場合のいずれが罰せられるか？"という問題を取り上げ，"日本の製薬会社の中では無効な化合物を有効であると評価した場合に，厳しく罰せられるから注意しなさい"と忠告された。もちろん，有効な化合物を無効であると評価した場合のほうが企業としての損失は大きいはずと承知の上での議論であった。

実験計画

私は，準GLPという自主管理基準の下に，『化合物Yの評価』を実施することにした。つまり，表向きは研究段階にあるキャンディデイト化合物の評価であったが，その内容は完全に"非臨床試験"であった。それだけ化合物Yの効果に確信があったといえる。当然，実験計画は周到に準備された（図14）。

有効性を試験するための記憶障害モデルとしては，①スコポラミン処置ラット，②大脳基底核[46]破壊ラット，③老齢ラットの3種類を選んだ。

記憶測定のための実験方法としては，①受動回避学習，②八方迷路，③水迷路の3種類を選んだ。

そして，実験に使用する薬としては，化合物Yと対照薬であるエゼリンの2種類を選び，各々の薬について，4用量（薬の代わりにプラセボ[47]を投与

---

46) 中隔－海馬系とならぶもう一つのコリン神経系。
47) 薬の入っていない注射液やカプセルのことで，通常は食塩水や澱粉入りのカプセルが用いられる。

(1) 受動回避学習障害
　　スコポラミン、大脳基底核破壊、老齢ラット
(2) 空間認知障害（八方迷路）
　　スコポラミン、中隔野破壊、老齢ラット
(3) 空間認知障害（水迷路）
　　スコポラミン、
　　大脳基底核破壊、
　　老齢ラット

正常ラット　　記憶障害ラット

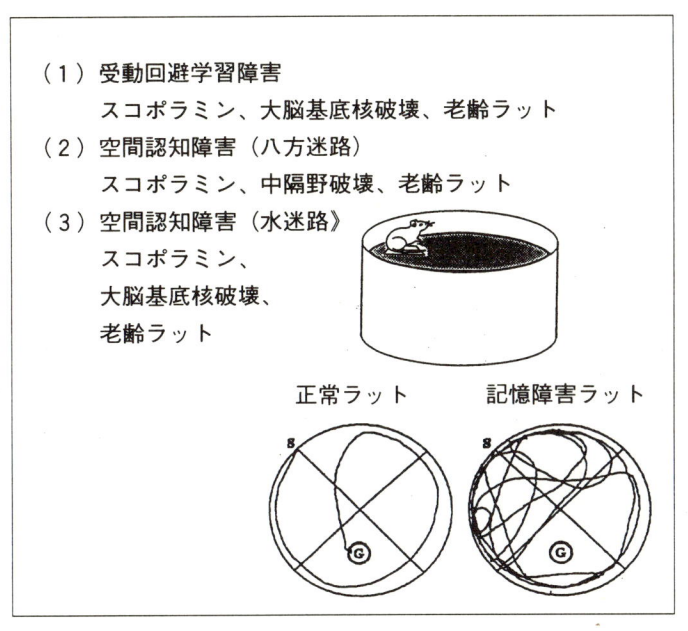

図14　化合物Yの高次評価（1990-1991年）

するコントロール群[48]も含む）を用いることにした。

　したがって，動物群としては3×3×2×4＝72群。一群10匹として，動物数は合計720匹と計算された。

　　古典的な薬であるエゼリンを対照薬として選び，本社スタッフが推薦する他社先行品を選ばなかったのには理由があった。えてして開発中の他社先行品については，偶然得られた良いことずくめの薬効薬理データーが公表され，しかもそのデータが再現できないことがある。そうなると問題は複雑で，場合によってはわれわれのデーターそのものの信頼性が疑われることにもなりかねない。

　　果たして，数年後にわれわれが実施した他社先行品の評価結果は，公

---

48) 薬の効果を確かめるために設ける比較対照群。

表されているものと明らかな食い違いを示した。幸いなことに、この頃には老年痴呆グループも理論武装しており、われわれのデーターが正しいことを理路整然と説明することができるようになっていた。われわれの説明を正当化する客観的な文献情報も揃っていた。

良質のデーターを目指す

　八方迷路については、前述したような問題から、再び迷宮に入ることはどうしても避けたかったので、実験条件を工夫することになった。以前の実験では、訓練によって記憶を獲得した動物に、スコポラミン投与などで記憶障害を起こさせる。そして、たった1回の抗痴呆薬投与によって記憶障害が改善されるかどうかを試験した。

　今回は、初期の段階から薬剤またはプラセボの投与を始めることにした。この段階では、正常ラットも記憶障害ラットも共に5個内外のエサしか取ることができない。その後は、正常ラットは7～8個までレベルアップする。一方、プラセボの投与を受けた記憶障害ラットが最初のレベル（5個内外）に止まり、抗痴呆薬を投与された記憶障害ラットは、5個と7～8個の中間の値を示すことが予想される。長期間にわたって薬剤を投与し、しかも何回も記憶障害の程度を評価するために、誤った判断を下す可能性が低いと考えたわけである。

　水迷路の実験では、水槽の中に白濁した水を貯め、水面下の浅いところにプラットフォームを隠しておく。最初に水槽に入れられたラットは、泳ぎまわる間に偶然に水中のプラットフォームを見つけ、そこで休息できることを知る。何度か実験を繰り返すうちに、正常のラットは実験室の周囲の景色を目印にして短時間でプラットフォームに辿り着くようになる。ところが、記憶に障害のあるラットは、水槽の中をグルグル泳ぎまわるだけで、なかなかプラットフォームを探し当てることができない。すなわち、泳ぎ回る時間を測定すれば、記憶障害の度合いが測定できる。薬は、訓練の初期から投与することにした。

　データーのバラツキを最小限にする努力も払った。たとえば、実験者が違うことがバラツキの大きな原因となる。そのために、一つの試験法は同じ実験者が担当することにした。一方、病態モデルについては、特に大脳基底核

破壊動物のデーターが実験者の技術によってバラツクと予想されたので，この場合は試験法に関わらず同じ実験者が手術することにした。

各種の記憶障害モデルに有効

　基礎研究グループによる『キャンディデイト／開発候補品としての評価』は，翌1991年中には全ての有効性薬理評価が終了した。部員にとって初めての"正式な非臨床研究"であり，実験方法の中には今回が初めてというものも少なくなかった。それにもかかわらず，このスピードである。彼らが如何に優秀であったかがわかる。

　試験結果ももちろん最高であった。化合物Yは，スコポラミン処置ラット，大脳基底核破壊ラット，そして老齢ラットのいずれの記憶障害動物モデルにおいても明らかな記憶改善作用を示した。また，その有効性は，受動回避学習，水迷路，そして懸案の八方迷路の3種類全ての方法によって検出することができた。

　一方，対照薬であるエゼリンはスコポラミン処置ラットでは有効であったが，大脳基底核破壊ラット，そして老齢ラットでは全く効果を示さなかった。これらの実験結果から，化合物Yは対照薬のエゼリンと比較しても，優れた特徴を持っていることが明らかになった。

　　この頃には，アルツハイマー病で最も強く障害されるのが大脳基底核であり，大脳基底核破壊ラットはヒトの病態に最も近いモデルであると考えられるようになっていた。老齢ラットは，言うまでもなく，加齢に伴う記憶障害のモデルである。つまり，化合物Yはアルツハイマー病患者のみならず，通常の老化による記憶障害をも改善することが予想された。

記憶の分子モデルでも有効

　もう一つの吉報が京都大学薬学部に留学中のN君によってもたらされた。化合物Yが，モルモット海馬標本の『長期増強反応』を増大させることが判明したのであった。

　長期増強反応の実験では，脳の海馬の部分を薄く切った組織切片を栄養液

に浸し，組織切片の中のモッシー神経線維に電気刺激用の電極を，そしてCA3野という場所にはアクションポテンシャル[49]を記録するための電極を刺す。

モッシー神経線維を弱く電気刺激すると，CA3野においてアクションポテンシャルが記録される。条件を変えずに，再び"弱い電気刺激"を与えると，全く同じ大きさのアクションポテンシャルが記録される。ところが，モッシー神経線維に"強い電気刺激"を与えた後では，弱い刺激にたいしてもアクションポテンシャルが増強される。この変化は，その後長期にわたって観察されることから長期増強反応と呼ばれている。

記憶障害を改善する既存の化合物の多くは，長期増強反応をさらに増大させることが知られていた。したがって，化合物Yが長期増強反応を増大させたということは，化合物Yの記憶改善作用のメカニズムの一端を明らかにすると同時に，その記憶障害改善効果を一層確実とするものであった。

長期増強反応は，たった1回の強い電気刺激を神経が憶えているという意味から，記憶の分子モデルとされている。最先端の研究テーマとして注目され，西暦2001年の現在でも日進月歩の著しい領域である。この現象と記憶の関係については後に述べる。

12. 開発品YYの船出

基礎研究グループによる『キャンディデイトとしての有効性評価』の結果は，報告書としてまとめられた。厳しい自主管理基準の下に実施された評価結果には，私としても自身満々であった。これらを携えて，日本の著明な専門臨床医に，化合物Yの臨床開発の可能性について意見聴取を行うことになった。

北は東北，南は九州に至る全国行脚の結果は予想以上であった。全ての先生方が，安全性に問題がなければ，是非とも患者の治療に活用したいと答えられたのである。意見聴取の結果は，当然，化合物Yの船出にとって追い風となった。

---

49) 電気刺激に反応して神経細胞が発生する電気的な変化のことで活動電位と呼ばれる。

勲章を受賞？

　1992年9月に開催されたプロジェクト会議において，ようやく化合物Yが『キャンディデイト』として承認された。

　早速実施された正式な毒性試験の結果，キャンディデイトYは，化学的安定性に問題がないばかりか，経口吸収もよく，動物に大量を投与しても，重篤な副作用／毒性が見られないという目覚ましい成績が得られた。

　因みに，有効性を示す最少の用量と，毒性の現われない最大用量との差を安全域と呼んでおり，この差が大きいほど安全な薬とされる。キャンディデイトYの場合は，安全域がほとんど100倍となり，過去の医薬品と比べても，最も安全な部類に属することが明らかとなった。

　以上の試験結果に基づいて，化合物Yは非臨床試験の関門を通過し，『開発候補品』として正式に認定された。さらに，厳しい社内会議を経て『開発品』となった。コード番号も開発品の番号"YY"に格上げされた。単純に，動物実験段階の化合物を，臨床試験段階のものと区別するためであった。しかし，開発品の番号取得は，いうなれば老年痴呆グループにとっては，勲章を貰ったような意味を持っていた。われわれは基礎研究グループ全員で勲章の重みをじっくりと噛み締めたのである。

最初の臨床試験

　1994年11月からは，いよいよ臨床試験が始まった。臨床試験の最初のステップは，少数の健康成人で，副作用の有無，あるいは吸収，分布，代謝，排泄について検討するものである。この第I相試験と呼ばれる臨床試験の成績は，動物を用いた非臨床試験の結果から予想されたものと一致した。開発品YYのヒトでの安全性と良好な吸収性が確認されたのである。

　次のステップは，比較的少数の痴呆患者で有効性（記憶障害改善作用）と安全性を調べるとともに，最適な臨床使用量を決める第II相臨床試験，そして最終的には多数の患者で，統計学的にも明らかな有効性を証明する第III相臨床試験という順序である。

　もちろん，やみ雲に臨床試験を進めることは許されない。倫理的，あるい

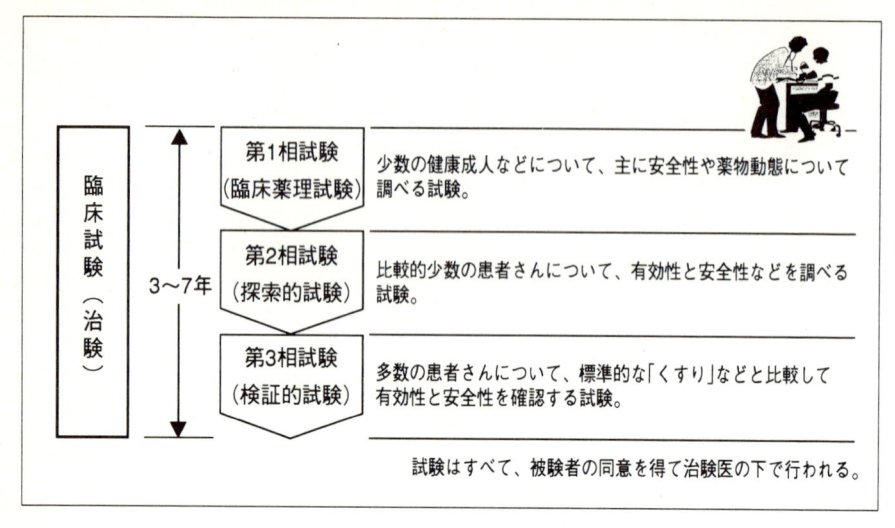

```
            ┌─────────┐  少数の健康成人などについて、主に安全性や薬物動態について
            │ 第1相試験 │  調べる試験。
            │(臨床薬理試験)│
┌──────┐    ├─────────┤
│ 臨床  │3～7年│ 第2相試験 │  比較的少数の患者さんについて、有効性と安全性などを調べる
│ 試験  │    │(探索的試験)│  試験。
│(治験)│    ├─────────┤
└──────┘    │ 第3相試験 │  多数の患者さんについて、標準的な「くすり」などと比較して
            │(検証的試験)│  有効性と安全性を確認する試験。
            └─────────┘
                        試験はすべて、被験者の同意を得て治験医の下で行われる。
```

図15　臨床試験の概要

は経済的な面から考えても，開発候補品の有効性や安全性を確かめながら，一歩一歩確実に進むことが要求される。そのために，各相が終了する度に研究開発を担当する主要メンバーが集まって，次の相への移行の可否について議論することになっていた

再び有効性に疑問符？

　第I相臨床試験結果の検討会では，副作用／毒性を示唆する所見に議論が集中するのが普通であった。ところが，開発品YYの場合は，副作用／毒性が見られなかったためもあってか，薬剤投与後の全身症状が話題となったという。

　臨床試験の担当者としては，この段階で記憶改善作用を明らかにすることは無理としても，せめて陰茎勃起ぐらいは観察できるはずと期待していたようである。あわよくば開発品YYを，老人痴呆ではなくインポテンツ（性交不能症）の薬に仕立て上げようという意図もあったのかもしれない。彼らの予想に反して，相当大量をヒトに投与しても，期待した陰茎勃起は起こらなかった。このことが，開発品YYの有効性に疑問を投げかけることになった。

そして，動物（ラット）では効いてもヒトでは効かない，つまり，その効果に種差があるのではないかという考えが支配的となっていった。

このころ米国ではTHAと呼ばれる化合物（コリンエステラーゼの阻害薬）がコグネックスという商品名で発売されようとしていた。日本では，C社が同種の化合物の臨床試験を行っていた。その他にも，いくつかのコリンエステラーゼの阻害薬が，抗痴呆薬として臨床試験段階にあった。しかしながら，いずれについても，はっきりした臨床効果を証明することが難しく，また副作用のために使い難い薬という未確認情報があった。

駄目押しは，1995年9月に入手した情報であった。第III相の臨床試験の結果，C社の化合物には記憶障害改善効果が認められなかったというのである。この情報は，B社のトップマネジメントをして，抗痴呆薬開発の難しさを認識させる結果となったようである。

因みに，C社は第III相臨床試験をやり直すことによって，開発候補品の有効性を証明し，1998年に抗痴呆薬として上市することに成功した。

海外他社に導出の方針

1995年11月に開催された戦略会議において，開発品YYの第II相臨床試験を自社では実施しないこと，今後の臨床試験は海外他社に任せる（開発品YYを海外他社に導出する）という方針が決定された。

重篤な副作用がない，作用メカニズムが新規である，受動回避学習や水迷路で効果がある，あるいは老齢ラットの記憶障害を改善するといった，開発品YYの数多くのメリットよりも，抗痴呆薬の開発の難しさとか，その開発に失敗した場合は数十億〜数百億円の資金が無駄になるというリスクが重視されたようである。

秘密保持契約の下に，欧米の製薬会社にデータが開示され，興味のほどが打診されることになった。早速，米国の名だたる製薬会社が興味を表明してきた。われわれとしては，世界に打って出たという嬉しい気持と，何故B社で開発できないのかという寂しさとが入り交じって，非常に複雑な気持であった。

ひと月ほどすると，2社から断りの手紙が届き，最後まで残っていた1社からも，1996年1月に検討を中止したとの連絡があった。開発品YYによる

記憶障害改善の作用メカニズムが不明である，というのが表面上の理由であった。

導出のシナリオ

後で聞いたところでは，『本化合物は偶然発見されたものであり，作用メカニズムは不明である』と欧米各社に紹介したそうである。当時は，セレンディピティ（思いがけない発見）[50]によって見つけ出されたものに画期的新薬が多いという考えが流行していた。そして，作用メカニズムが不明であるということで，さらにイメージをアップしようとしたのかもしれない。もちろん"良かれ"と思ってそうしたに違いないが，事実とはズレていた。

開発品YYは，"ドーパミン神経刺激薬がコリン神経刺激作用を示す"という偶然出会った情報に基づいて，意図的に見つけ出されたものである。その後，"セロトニンの脳内濃度が低下した動物では，化合物YYの陰茎勃起作用や記憶障害改善作用が認められない"という実験結果が出てきたために，ドーパミンではなくセロトニンが作用メカニズムとして働いていることが明らかになっていた。

欧米人が開発候補品を評価する上で，最も重視するのは薬の発見に至る戦略であり，化合物の科学的なバックグラウンド（コンセプトとも言う）である。つまり，開発品YYの導出交渉に際しては，欧米人を魅惑するためのシナリオが用意されていなかったと言えるのかもしれない。

13. 九死に一生を得る

開発品YYの第Ⅰ相臨床試験で陰茎勃起が起こらなかったことが発端となって，ラットでは効いてもヒトでは効かない，つまり『動物種によって作用に差がある』のではないかという意見が大勢を占めるようになった。抗痴呆

---

[50]「国際薬学史」の著者である山川浩司博士によれば，『セレンディピティとは経験に富む研究者が優れた観察力から偶然の現象を見逃さずに発見すること』と定義されている。思いがけない発見ではあっても，全くの偶然の産物ではない。

薬の開発には莫大な資金がかかり，臨床試験も難しいという議論も出てきた。そして，海外他社への導出方針が決定され，交渉が開始されたが，結局彼らは導入を断ってきた。開発品YYにとっては，まさに絶体絶命のピンチであった。

サルで効いた

　話は前後するが，1995年の春，米国国立衛生研究所（NIH）に留学し，有名な研究者の下で記憶障害の研究を行っていたN君から，『開発品YYが，サルの実験的記憶障害を改善した』という耳よりの情報が届いた。この実験結果は，開発品YYがヒトでも有効性を示すことを予想させるに十分なものであった。

　およそ，薬の有効性を予測する上で『種による差』ほど怖いものはない，たとえラットなどの齧歯（げっし）類で効果があっても，ヒトで効果があるとは限らない。

　実験動物で良く効いたので喜び勇んで臨床試験に入ったら，結局ヒトでは効かなかった。そのような苦い経験を味わった人は，製薬会社の中に決して少なくない。

　その点，霊長類のサルは，文字通り最もヒトに近い種であり，かなり発達した記憶力を有している。実験データーに説得力があるという点では，サルに勝る実験動物はないといえよう。

ギブ・アンド・テイク

　何故われわれもサルで評価しなかったのかという疑問を持つ人がいるかもしれない。勿論，『キャンディデイト』あるいは『開発候補品』については，最初からサルで評価するという選択肢もあった。しかし，そのためには，高価な実験装置と熟練した技術が必要であった。加えて，日本ではサルの価格が高いばかりでなく，実験動物としての供給自体が不安定であった。われわれは，社内で実験するよりも，研究者を米国に派遣して，当地で評価するほうが早いと判断した。

　『米国の懐（ふところ）の深さを当てにしている』ともいえるが，B社に

限らず，国内の製薬会社ならほとんどが実施していることであった。日本が人件費を負担し，米国の研究者は論文を発表できるということで，ギブ・アンド・テイクの国際的なバランスが取れている。

一般的に言って，米国国立衛生研究所（NIH）で働いている研究者は，機会があればもっと条件の良い大学あるいは研究機関に転職することを考えている。そのためには，公表した論文の質と数が重要になる。彼らにとって研究テーマと資金は，ほとんど死活問題であり，いわば喉から手が出るほど欲しいものの二つであった。

ヒトで効いた

サルで効いたという事実は，われわれが考えたほどのインパクトを本社サイドに与えなかった。海外導出の判断は微動だにしなかったのである。しかし，当時細々と作業を続けていた開発品YYプロジェクトのワーキングチームを元気付けるには十分であった。彼らをして，『ヒトでの臨床研究（POC試験）[51]』を提案させる結果となった。

ワーキングチームの提案を受けて，依託研究機関のひとつである英国のC・D・R社に開発品YYの評価を依頼することが決定された。委託研究費用は5000万円であったという。

既に述べたセファロスポリンの場合も，契約金はやはり5000万円であった。その時の契約の相手は英国のNRDCであり，今回は同じ英国のC・D・R社である。偶然とはいえ，何やら因縁めいたものと共に幸運を予感したのは私だけだったのだろうか。

結果は，思ったより早く，1996年8月には判明した。"開発品YYがヒトでも目覚ましい効果を示した"と伝えてくれたのは，B社の欧州子会社の臨床研究マネージャーであった。出産前の長期休暇を直前にひかえた彼女は，これだけは是非知らせておきたいといって連絡してきてくれた。この手紙を読んだときの私の感激は今でも記憶に生々しい。まさしく，生涯忘れることの

---

[51] POC（Proof Of Concept）試験を日本語に翻訳すると，コンセプトを証明するための臨床試験となる。"開発候補品が病気に効くはず"という発想そのものが小規模の臨床試験で試される。

できない思い出である。

フランスからの吉報

　POC試験の結果が判明する以前の1996年3月頃，フランスの製薬会社D社が開発品YYに強い興味を表明してきた。彼らによれば，抗痴呆薬の開発で最も重要なのは『臨床試験の結果』であり，臨床試験に入るには，これまでに得られたラットやサルの実験データで十分であるというのであった。

　D社が提案した臨床試験もPOC試験と推測される。いかに小規模の臨床試験とはいえ，成功の確率の低いものを滅多やたらに実施するはずはない。当然，『海馬のコリン神経を活性化（陰茎勃起を誘発）する化合物は，記憶障害を改善する』というわれわれのコンセプトの科学性や論理性が問われる。換言すれば，われわれに欧米人とサイエンスで勝負する機会が巡ってきたともいえよう。

　こんなこともあろうかと，これまでに得られた動物実験の結果は，全て英語論文としてまとめてあった（詳しくは巻末の公表論文を参照されたい）。これらの論文は，開発品YYを発見するためのコンセプト作りから，その作用メカニズムに関する仮説まで，筋道立てて論じられているわれわれ自慢の作品であった。

　1996年の7月に，われわれの論文がD社に提供され，これが彼らの興味に火をつけ，油を注ぐことになった。この後，論文は米国の権威ある学術雑誌に掲載され，世の中の研究者の注目を集めることになる。したがって，論文の内容（科学性や論理性など）についても問題はなかったものと考えられる。

自社開発方針に変更

　D社の首脳陣が度々B社を訪問し，導出の際の条件や，その後の開発方針についての話し合いが開かれることになって，周囲の状況が，にわかに活気付いてきた。

　いよいよ世界の桧舞台で本格的な臨床試験が始まると思われた瞬間に，突如として新たな問題が発生した。

　臨床試験を担当することになったD社が，欧・米における二極同時開発が

効率的であり，経済的でもあると主張したらしい。背景には，以下のような客観的な状況があった。すなわち，日本人／欧米人の場合と違って，欧州人／米国人の間では，人種差によって作用・副作用が違うといった問題はない。そのために，全く同じ臨床試験データーを用いて，新薬の許可申請を欧・米で同時に行う事が可能であった。

　D社の主張は，至極当然であると考えられたが，問題は販売権にあったようである。欧・米で二極同時開発を担当するとなれば，欧州のみならず，米国においてもD社が販売権を主張することになろう。さらに，ICHの合意に従えば，欧・米の臨床試験データーを日本での申請に用いることもできる。二極どころか三極同時開発も可能であった。

　ところが，B社としては，日・米・欧の三極体制を整備し，それに生き残りを賭けていた。したがって，欧州だけならまだしも，日・米における販売が独占できないということは受け入れがたいことであったのかもしれない。

　本当の理由については知る由もないが，交渉は決裂してしまった。有効性の目処がつく第二相臨床試験までは，B社単独で開発することになった。

14. 新しい作用メカニズムの発見

　1995年4月に基礎研究グループが解散されたために，私は従来の仕事から解放され，外部の研究者との付き合いを広くすることになった。いろいろな学会に参加する機会にも恵まれた。ここで，『犬も歩けば棒に当たる』の喩え通り，またしても思いがけない発見に出会った。

脳とコンピューター

　1996年1月に東京築地の国立ガンセンターで開催された『神経系の分子生物学と発生・可塑性[52]・病態』と題する国際セミナーで，筑波大学基礎医学

---

52) 神経細胞がその機能と構造を自在に変化させること。この性質によって神経シナプスの数が変化する。

系神経生物学教室の岡戸信男教授の貴重な講演を聴く機会を得た。並み居る専門家を前にした，教授の堂々とした話振りも見事であったが，その内容は門外漢の私にとっては驚嘆に値するものであった。講演の内容に移る前に，脳とコンピューターについて述べる。

　脳内の神経細胞は，お互いにシナプスと呼ばれる特殊な構造物を介して情報を交換し合っており，その構造あるいは機能から考えて，コンピューターに使われている素子（LSI）に喩えることができる。つまり，神経細胞のシナプスが増えるということは，LSIの集積度が高くなることと同義であり，脳，またはコンピューターのメモリー容量の増加に繋がる（たとえば，メガバイトがギガバイトになる）。逆に，シナプスが少なくなるということは，LSIの集積度が低くなることと同じであって，メモリー容量は小さくなる。

　もちろん，脳とコンピューターは完全に同じではない。たとえばコンピューターのメモリー容量が一定であるのに対し，脳のメモリー容量は変化する。LSIの集積度は製造した時に決まってしまい，その後も変化しようがないのに，神経細胞のシナプスは自在に変化するからである。

老人の脳は旧型のコンピューター

　シナプスの数は，生後一時期に最大に達し，その後年齢とともに減少するという。喩えて言うなら，老人の脳はメモリー容量の少ない旧型のコンピューターと同じとなる。若者と比較して，物覚えが悪いのは当然のこととして理解できるのではあるまいか。

　岡戸教授は，『シナプスが減少した動物の脳では，脳内ホルモンのひとつであるセロトニンが減少していること。逆に，脳内のセロトニンを増加させることによって，シナプスの数が回復すること。』を明らかにし，『シナプスの数はセロトニンの濃度によって制御されている』という仮説を立てていた。図16にはニワトリの脳におけるセロトニンとシナプスの関係が示してある。

　教授の仮説を逆転薬理学流に解釈すれば，『病態（記憶障害）－病因（シナプス減少）－引き金（セロトニンの減少）』となる。つまり，何らかの方法で脳内のセロトニンを増加させてやれば，記憶障害が改善されることになる。

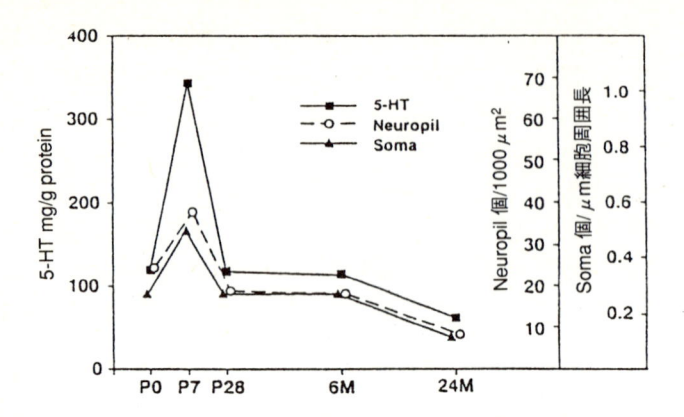

図16 鶏脊髄のセロトニン繊維密度とシナプス密度の発達と老化に伴う変化。

　P0，P7，P28はそれぞれ孵化後0，7，28日，また6M，24Mは孵化後6，24ヵ月を示す。5HTはセロトニン線維の分布密度。Neuropil, Somaはそれぞれ細胞体と樹状突起につくシナプス密度の変化を示す。（岡戸信男，Science & Technonews Tsukuba, 1994）

新たな連想ゲーム

　岡戸教授の講演に驚嘆したのには，もう一つの理由があった。既に述べたように，われわれは開発品YYの記憶障害改善作用メカニズムに，脳内のセロトニンが関与していることを突きとめていた。

　またしても，連想ゲームの始まりである。『開発品YYによって脳内のセロトニン濃度が増加すれば，神経シナプスの数も増加する。そして，これが脳のメモリー容量の増加，ひいては記憶障害の改善作用に繋がる。』という一連の作業仮説が導きだされた。

　研究者にとって，最高の喜びは，状況証拠から類推した独自の作業仮説を，自らの手によって実験的に証明できた時にあるといえよう。『神がお造りになった自然界のメカニズムを解き明かした』という，ある種の冒涜の喜びであるのかもしれない。こうした冒涜への第一歩をわれわれは踏み出そうとしていた。

実験計画は，岡戸教授と相談の上，周到に準備された。既に実験現場を離れた私にとって，作業仮説の証明に失敗した場合，やり直しはほとんど不可能という現実があった。そのために，1回限りの実験に賭けたのである。

世紀の大発見

　実験動物としては，老齢ラットを用いることにした。老齢ラットについては，記憶が障害されており，脳の神経シナプス数も減少していることが知られていた。しかも，老齢ラットの記憶障害が化合物ＹＹによって改善されることは既に述べたとおりである。われわれの仮説を確かめる上で，これ以上好都合な実験動物は無いと言ってよい。

　検査する脳の部位は，記憶に関係するといわれている大脳皮質と海馬が適当であろうということになった。シナプスの数を測定するためには，脳の組織切片を切り出してきて，それを電子顕微鏡写真にし，一つずつ肉眼で数える以外に方法はなかった。研究設備と研究者を擁している開発研究所長との折衝が私の役割である。交渉は無事成立し，電子顕微鏡の専門家であるＮ君の協力も得られることになった。

　いよいよ，数百枚に及ぶ電子顕微鏡写真を，一枚一枚肉眼で検査するという大変な仕事が始まった。そして，ついに1997年3月，開発品YYが，その投与量に比例して，老齢ラットの海馬のシナプス数を増加させることが証明された。

　実験の指導を引き受けて下さった岡戸教授も驚嘆するほどの，世界でも初めての発見であった。こうして，懸案の記憶改善作用のメカニズムが明らかになった。シナプスが増えれば，脳のメモリー容量が増え，記憶が改善するという前述の論理である。

たった1回の刺激が神経の構造を変化させる

　開発品YYの作用メカニズムについて，上で述べたように説明すると，必ずと言ってよいほど受ける質問がある。"一種の細胞内構造であるシナプスが，そんなに簡単に，しかも薬の作用によって変化するのか？"というものである。

この点に関する最近の研究の進歩には目覚しいものがある。たとえば，米国コールド・スプリング・ハーバー研究所のマリノフ博士は，2000年4月12日に，東京薬科大学創立120周年記念国際シンポジウムにおける講演で次のように述べている。

　脳の海馬に，たった1回の強い電気刺激を与えると，長期増強現象が現れる。その時に，"シナプス"の数が増加することが知られている。

　さらに詳しく検討すると，次のことが明らかになった。長期増強現象を起こすような強い電気刺激によって，神経細胞の中に存在する酵素（CaMKII）が活性化される。この酵素反応が引き金となって，一連の活性化反応が起こる。その結果，細胞の中に蓄えられていたシナプスの部品（GluR1）が，神経（軸索）の中を流れて行き，神経細胞同士が隣接する部分に集まる。やがて，その場所に，シナプスが形成される。つまり，神経と神経が情報交換するための新しいルートが完成したことになる。

　シナプスという細胞内の構造物が決して固定されたものでなく，きわめて動的なものであることが理解されよう。たった1回の電気刺激によってシナプスが形成されること，しかもそこに一連の酵素反応が介在しているとしたら，薬の投与によってシナプスの数が変化し，その結果として記憶が回復したとしても不思議ではない。

15. 本格的な臨床試験の開始

　何が不運となり，何が幸運となるかの予測は難しい。D社との共同開発の交渉が決裂したおかげで，B社単独による開発品YYの臨床開発が再開した。同じ時期に，全く偶然にも開発品YYの究極の作用メカニズムまで明らかになってしまった。このような状況下で，本格的な第II相臨床試験が開始されることになった。

期間は6年，確率は8分の1

　繰り返しになるが，新薬の臨床試験は，第I相，第II相，第III相に分かれて実施される。第I相は健康な成人を対象に，主として新薬の安全性を調べ

るものである。第II相は，少数の患者を対象として実施され，有効性の目処をつける初期相と，薬の用量－作用関係を調べる後期相に分かれている。最後の第III相は，多数の患者を対象とする大規模有効性試験である。この段階では，二重盲検法と呼ばれる試験法と統計手段を駆使して，実薬[53]の有効性が調べられる。実薬が既存の薬または擬薬（プラセボ）よりも明らかに優れていると証明されたときにのみ，厚生省に新薬としての製造許可を申請することになる。

　第I～III相を合計すると，6年間以上もの期間が必要となる。成功率は，各相で約1/2であり，第I～III相を通算すると1/8と言われている。つまり，動物実験で有効性，安全性が確認され，開発品として認定されたとしても，6年間もの臨床試験の過程で，7/8は陽の目を見ることなく葬り去られてきたというのが現実である。開発品一つを見つけ出すためにどれだけのエネルギーが使われるかを考えると，医薬品開発ということの大変さが理解されよう。

　開発品YYの場合は，第I相臨床試験は無事に通過している。したがって，この化合物が，次の第II相と第III相臨床試験に合格して，新薬になる確率は1/4と計算される。逆に言えば，ここまできても，まだ3/4（75％）の確率で失敗する可能性がある。まさに，『日暮れて，道遠し』を実感せざるを得ない。"研究者にとって，新薬の創出は一生の仕事であり，たとえ一つでも世に送り出すことが出来たら幸せである"と言われる理由である。

研究会の発足

　待ちに待った臨床試験第II相の開始が決定された。1997年8月，第II相試験の開始に先立って，あらかじめ指名された試験担当医師が会合する『研究会』が開催されることになった。試験の対象である開発品YYについて，その物理化学的な性質，動物での吸収・分布・代謝・排泄，安全性・有効性，そしてヒトでの第I相臨床試験の結果などについて，情報を共有するためのものである。

　この研究会で，私は開発品YYの発見の経緯について話し，N君がサルを

---

[53] 臨床試験に使用される開発候補品のこと。

初めとする動物での有効性評価について話した。二人の他にも，B社の研究開発担当者が演壇に立ち，いろいろな面からの発表があった。いずれも，すこぶる好評であった。研究会の後の立食パーティでも，たくさんの活発な質疑応答が行われた。

まずは順調な滑り出しと言うことができる。しかし，研究会を終えて帰宅する途中，私は心地よい疲労感を感じると共に，ふっと"これから何をしようか？"という考えが頭をかすめた。

今後の課題

抗痴呆薬YYに関しては，いろいろな事があり，いつ落ちこぼれても不思議はなかった。なんとか，ここまでは持ちこたえてきたといえよう。しかし，これからが本化合物の正念場である。

基礎研究や非臨床研究の段階では，やり直しも許される。事実，われわれも何度やり直したかしれない。しかし，厚生省やFDA（厚生省に対応する米国の機関）など関係省庁の監視の下に実施される臨床試験においては，ちょっとしたミスが取り返しのつかない致命傷となることがある。

たとえば，臨床試験中に何らかの事故が起こったとしよう。薬が原因ではないと思われるような事故であっても，それが臨床試験を続行するための障害となることがある。薬が原因ではないことを証明することは非常に難しいからである。

また，抗痴呆薬の場合は，記憶測定の方法論そのものがいまだ確立されておらず，臨床評価で有効性を証明することが難しいとされている。実際，たくさんの有望な開発候補品が臨床試験段階で失敗している。

生き残りを賭けるB社の実力が試される，重要な時期にさしかかってきた。後から追いかけてくる米国や日本の医薬品メーカーの足音や息遣いが聞こえてくるようでもあるが，ともかくも現在はトップを走っている。間違っても，『怖気づいて，自分から進んで誰かの後ろに回ってしまう』という結果になってはならない。

決してやさしいことではないと重々わかっているが，なんとか頑張って，私自身が老年痴呆症を患う前に世の中に出てきてほしいものである。

第Ⅳ章　変革の推進について

　われわれは，改良型新薬（ヒットまたはバントヒット）という殻を破り，画期的新薬（ホームラン）を目指して変革を試みた。そして，試行錯誤を繰り返しながらも，何とか開発候補品の創出まで漕ぎ着けた。加えて，①技術のレベルアップ，②新しい領域（動脈硬化，骨粗鬆症，老年痴呆）の開発，③人材の育成（10名を越える博士号取得者），④数多くの公表論文（巻末に添付）という成果を挙げることもできた。

　しかし，その後の社内で，われわれの変革の試みが『文化』として定着せず，われわれのグループそのものも消滅してしまった。『原因は一体どこにあったのであろう？』。この疑問に関して，いつか系統的に考えてみたいというのが私の願いであった。

1．ハーバードビジネススクールへの参加

　私自身は，前述した1997年8月の『研究会』を最後に，B社を円満退社することになった。既に，たくさんの若い人が社内で育っていたこと。そして，遅れ馳せながら外資系企業の目から世界を覗いてみたかったこと（50歳代の手習い）が転職の理由であった。

　世界ランキング上位に位置する巨大製薬会社（メガカンパニー）のノバルティス社に転職することになり，そのお陰で，ハーバードビジネススクールに参加する機会が巡ってきた。しかし，まさかそこで上述の『私の願い』が叶うことになるとは夢にも思わなかった。

授業は演劇の一幕

　ハーバードビジネススクールに参加して驚いたのは，授業が『演劇の一幕』であることを知った時であった。もちろん，主役は先生であったが，生徒に

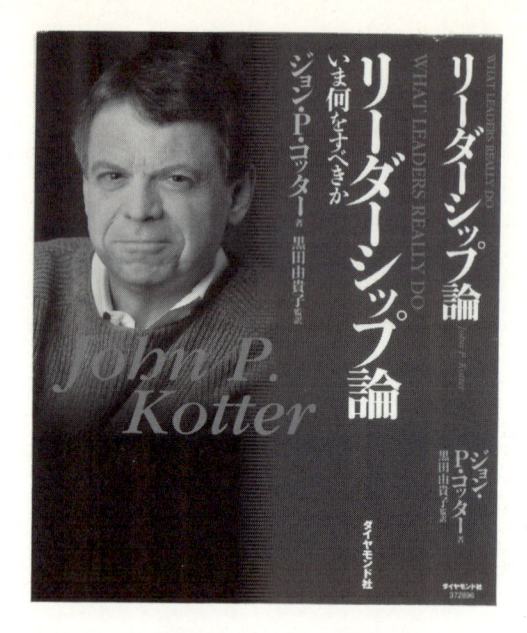

図17 コッター教授
(ジョン・P・コッター:ダイヤモンド社)

もそれぞれの役柄が与えられた。先生と生徒の間に,双方向性のコミュニケーションが頻繁に行われたのである。少なくとも,私が学生時代に受けた授業とは明らかに異なっていた。

　典型的な日本人である生徒(私)には,通行人の役柄をこなすのが精一杯であった。しかし,それでも主役の演技を真近に観察することができたのは幸運であった。

　多くの教授の中でも,特にジョン・P・コッター博士(冠松下幸之助講座の教授)の演技には迫力があった。『変革をリードする (Leading change)』と題された授業の中で,彼が師と仰ぐ"松下幸之助"の話をした時には,私は,感動のあまり,思わず目頭を熱くしてしまったほどである。私だけではない,他の生徒の目も,そして教授自身の目も潤んでいるように見えた。万雷の拍手の中で授業が終わったことはいうまでもない。

変革のための8ヵ条

コッター教授による授業は，『なぜ変革の試みは失敗するのか』という疑問から始まって，世界の数多くの企業の成功と失敗の事例を詳しく分析していた。最後は，『変革を成功させるための8ヵ条』という提案で締めくくられた。以下に示したのが，その8ヵ条である。

①危機意識を生み出す。
②変革推進のための連帯を築く。
③ビジョンと戦略を作り出す。
④変革のビジョンを伝達する。
⑤広範な活動に向けて従業員をエンパワーする。
⑥短期的な成果を生む。
⑦変革の成果を活かしてさらに変革を推し進める。
⑧新しい方法を企業文化に定着させる。

（詳しくは，彼の著書『21世紀の経営リーダーシップ（梅津裕良訳，日経BP社発行）』および『リーダーシップ論（黒田由貴子監訳，ダイヤモンド社発行）』に紹介されている。）

2．B社のケーススタディ

できればコッター教授を呼んで，われわれの経験を話して，彼のコメントを聴いてみたい。しかし，それは理想であって，実現の可能性は低い。まずはコッター教授の『変革を成功させるための8ヵ条』という提案に照らして，私自らB社のケーススタディを行ってみることにする。

危機意識を生み出す（第一段階）

教授は，『企業に現状満足が蔓延しているときには，ほとんどの人が変革への取り組みに意欲を示さないために，変革は推進されない。変革のためにはまず危機意識を高めることが重要である。』，そして，『現状満足を増強し，

かつ現状を維持しようとする力の影響は、決して過小評価してはならない。なぜなら、彼らは変革に協力しないための巧妙な方法を次ぎ次ぎと見付け出してくる。』と記している。

　1983年4月に、B社はM社のコンサルティングを導入した。経営会議において、より正確なデーターを提供し、率直な議論を促すためであったに違いない。そして、『10年後には世界ランキング20位以内（年商5000億円）の製薬会社しか残らない』という予測は、危機意識を生み出すことを目的としていた。

　ところが、われわれ下々にいる研究者の耳には、『年商5000億円は、到底達成できない大それた目標である』という声が聞こえてきた。不協和音は、『新薬の日・米・欧三極での同時開発／同時発売』という提案に関しても発せられた。『世界（三極）で通用する画期的新薬なんかできるはずがない、日本国内で通用するローカルドラッグが開発できれば十分である』という声である。

　今（2001年）でこそ、"規制撤廃"によって新薬の三極同時開発が常識化するとともに、国内でのみ通用するローカルドラッグが否定されている[54]。しかし、当時のB社が置かれた状況を考えれば、M社の提案は想像を絶する話であったといえよう。セファロスポリンの成功以来、創薬の焦点は抗生物質に絞られており、その他の領域では世界に通用する薬を創出した経験がなかった。

　そのような現実とは裏腹に、B社としてはそこそこうまくいっているという中流意識もあった。まさに『企業に現状満足が蔓延している…』という教授の言葉どおりであった。その後、経営会議がどのような経緯を辿ったかについて、私は知らない。唯一つ、聞こえてくる不協和音にもかかわらず、全社レベルでの変革が推進されたことだけは間違いのない事実であった。

私自身のこと

　当時の私はアメリカ留学から帰ったばかりで、生意気盛りであった。B社

---

[54] たとえば、脳代謝賦活剤の多くが有効性を証明できなかったという理由で承認取り消しとなっている。

の研究所内で行なわれていた『研究という名のルーチーンワーク[55]』に飽き飽きしていた面もあった。

　M社の提案は、私に『危機感』ではなく、『夢』を与えてくれた。"なるほど、日本での売上が1500億円なら、日・米・欧三極で売ると3倍の約5000億円か？　世界で通用する薬？　なんだかわからないけど面白そうだなー。"そのようなことを考えていた私は、新しい研究所に来ないかという誘いに乗って、後先のことも考えず探索研究所に身を転じることになった。

　私の中に危機感が生まれたのは、変革の試みである『病態研究からの創薬（ホームラン打法）』が推進されることが決定された後であった。私は、教授の言う『現状満足を増強し、かつ現状を維持しようとする諸力からの影響』をまともに受けることになった。私にしてみれば、予想だにしないことであった。

　かつて、上司が私のことを"危険察知能力はあるが、敢えて危険の中に飛び込んでいく"と評したことがあった。多少皮肉が混じっているかもしれないが、少なくとも半分は当たっている。M社の提案に対する反対の声が余りにも強すぎたために、かえってこれが私の"やる気"を喚起することになった。自ら変革に取り組んだ社長のリーダーシップ（とそれを支えるマネジメント）に乗せられたという気がしないでもない。

変革推進のための連帯を築く（第二段階）

　『変革は、一人の偉大な人物の業績と考えられることが多い。しかし、一人の人物には、たとえそれが専制君主のような最高経営責任者（CEO）といえども、8ヵ条を推進することは不可能である。適切な人材で構成され、十分な信頼を備え、全員によって目標が共有される連帯チームの存在が不可欠である。』と教授は説く。

　1983年10月から、探索研究所の中にプロジェクトチームが発足した。変革推進のための連帯チームである。旧発酵部門、合成部門、薬理部門から移ってきた仲間達で、独創的テーマ（アイデア／化合物）探索のための戦略／戦術について議論を重ねた。再び、教授の提案通りに物事が進んだことにな

---

[55] 既存のスクリーニング法を使った他社先行品の誘導体のスクリーニング。

る。

　ところが，議論に加わった当事者の一人として考えてみると，理想と現実があまりにもかけ離れ過ぎていたような気がする。製薬会社の文化と発展の歴史のところで述べたように，当時の日本はいまだ『明らかに差別化されたクリーンヒット，あるいはホームランのみが存在を許される』状況にはなっていなかった。

　B社の中にあっても，有機化学／薬理学の中距離バッターコンビによる『ヒット打法（化学的アプローチ）』が創薬の方法論として確立され，ヒットあるいはバントヒット全盛の時代であった。もちろん，B社に限ったことではない。多くの国内製薬会社に共通の話であった。

　教授の言う『一つの部門や事業部門で一生を過ごしてきた人材は，自分たちの所属する組織に忠誠を誓うよう教育され，たとえ同一企業に属していても他部門の人材の行動は信用しないように教えられてきた。』という万国共通の文化もあった。

　こうなると，一般に，プロジェクトチームのメンバーは，それぞれの部門の利益を代表する意見を述べる。そして，戦略／戦術決定のプロセスは果てしない交渉の場となる。

プロジェクトチームが連帯チームに育たなかった

　B社も同じような経緯をたどった。最終的には，研究所としての意見を統一することができず，各部門がそれぞれの戦略／戦術を採用することになる。結果として連帯チームは育たなかった。

　全く皮肉なことに，連帯チームが育たなかった理由の一つに農耕民族的な協力関係を大切にする日本文化があった。"みんな一緒にお神輿担いでワッショイワッショイ"というのが，当時の日本における新薬開発のやり方であり，狩猟民族的役割分担はむしろ異端であった。

　M社が提案した『探索研究所→新薬研究所→開発研究所』という開発ステージごとの研究所組織，そして『薬のタネ→化合物→開発候補品→開発品→新薬』という役割分担で，上手くことが運んでいくと信じた人はほとんどいなかったのではあるまいか。

　言いかえれば，新らしい流れが伝統的な流れとぶつかって，そこに渦（カ

オス）が生まれたといえる。これはヒット戦略とホームラン戦略を区別する絶好の機会でもあった。プロトタイプ化合物から始まるヒットのための組織と，スクリーニング法から始まるホームランのための組織を別々に編成し，お互いが競争する状況をつくるべきであったのではなかろうか。

そうしておれば，それぞれの組織の中で容易に連帯チームができたような気がする。（同じような機会は後に基礎研究グループが誕生した時にも訪れる。しかし，B社はこの機会をも看過してしまう。）

ビジョンと戦略を作り出す（第三段階）

教授は，『変革を推進しようとする場合に，往々にして専制的命令やマイクロマネジメント（ごく細かいところまで管理しようとすること）の方法を使おうとするが，これは現存のシステムを維持するためのものであり，ますます複雑さを増している企業では，この方法は全く機能しない。ビジョンのみが，現状を維持しようとする諸力を克服し，変革を可能にする。ビジョンとは，将来のあるべき姿を示すもので，なぜ人材がそのような将来を築くことに努力すべきなのかを明確に，あるいは暗示的に説明したもの。』と記している。

『探索研究所将来計画書』の中で示された『独創的な医薬品の早期創出』というビジョンに加えて，さらにわれわれを活性化したのは，『生物学的アプローチによる創薬はできないものか？』という藤澤社長からのメッセージであった。まさしく『将来のあるべき姿を示すもので』あり，『専制的命令』でも『マイクロマネジメント』でもなかった。

このように振り返ってみると，製薬会社のメッカである大阪市東区平野町に生まれ，薬学博士の称号を持つ社長には，『創薬』がどのように始まり，次はどの方向に進むかがはっきりと見えていたように思えてならない。創薬の手段が，最初，天然物化学から出発し，これが有機合成化学へ移っていったことは，製薬会社の歴史の中で触れた。そして，やがて生物学（遺伝子工学，逆転薬理学，ゲノムの研究）へとバトンタッチされて行ったことは，その後の歴史の証明するところである。

またしても，B社が実行したことと教授の提言が一致する。ここまでくると，とても偶然とは考えられない。B社のトップマネジメント，M社のコン

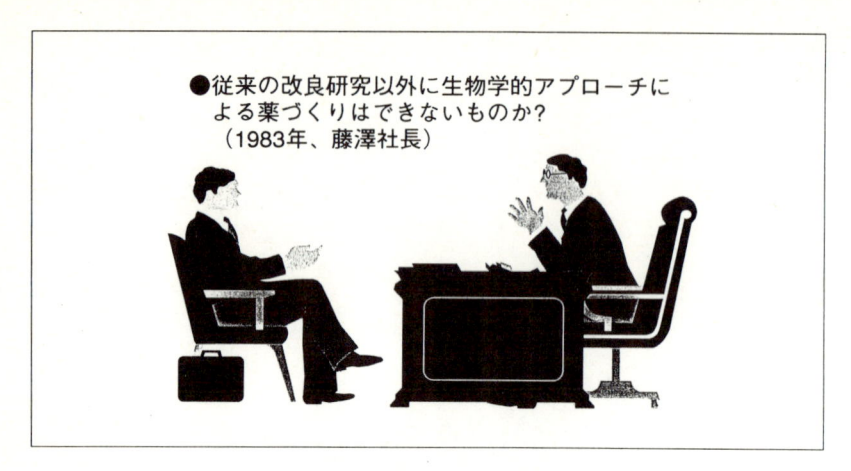

122　第Ⅳ章　変革の推進について

●従来の改良研究以外に生物学的アプローチによる薬づくりはできないものか？
（1983年、藤澤社長）

図18　画期的新薬への挑戦

サルタント，そしてコッター教授の3者がわれわれの背後にいて，われわれを巧妙に操縦していたような気さえする。

教授によって敷かれたレールの上を走った

　社長のメッセージに触発された私は独創的な医薬品を創出するための方法論を探った。その結果，"逆転薬理学"という戦略を採用することになった。薬理研究部の研究者も非常に活性化した。組織自体が若かったということもあったが，上述のようなビジョンと戦略が若い人を惹きつけたとも言えるのかもしれない。

　ところが，時は『改良研究（化学的アプローチ）』全盛の1980年代のことである。われわれが研究を開始しようとしたその時点から批判的な意見が噴出した。そして，手を変え品を変えてわれわれを襲った。圧巻は『遺伝子治療の方が早いのではないか』，『記憶障害を直すよりも，老年痴呆患者の行動異常に有効な薬があれば十分ではないか』という意見であった。

　このようなわれわれにとって不利な状況があったにもかかわらず，逆転薬理学が実行に移され，その後10年間に亘って継続された。B社社長を始めとするトップマネジメントの"不退転の決意"があったのかもしれない。いずれにしろ，われわれは教授によって敷設されたレールの上を走り続けた。

時移り，西暦2001年の現在では，逆転薬理学は当たり前になっている。一方，痴呆老人の異常行動に効くといわれた脳代謝賦活剤の多くが，臨床効果が十分でないという理由で承認取り消しとなった。もちろん，遺伝子治療はいまだ実験段階でしかない。このような現状を，当時の人たちは，今どのように考えているのであろうか。

変革のビジョンを伝達する（第四段階）

　教授は，『卓越したビジョンは，たとえそれがわずかな重要人物たちに理解されているだけでも効果がある。しかしビジョンに伴う真のパワーは，企業とその活動に従事しているほとんどの人たちが，ビジョンに示された目標と方向について共通の理解を持ったときに，さらに効果的に発揮される。』と記している。

　探索研究所のビジョンとわれわれの戦略は薬理研究部以外でも多くの人々の関心を集めることになった。

　私自身もあちこちの会議で，探索研究所将来計画書の中に書いた『薬理からの考え』について発表の機会を与えられた。その結果，逆転薬理学の根幹を成す『病態－病因－引き金』は，ほとんどキャッチフレーズとなって広く知られることになった。変革のビジョンを伝達することには成功したといえよう。

　ところが，逆転薬理学は，元々が画期的新薬（ホームラン）を目指すものである。したがって，『ホームランは決して狙って打てるものではない』という日本の企業文化に真っ向から対立するものとして認識された。"逆転薬理学が蔓延すると，全ての研究者がホームランを狙って，三振してしまう"のではないかという心配もあったようである。（実は，そういうことにならないために，長期テーマ50％，短期テーマ50％という縛りを設けた。）

　結果的に，他研究所あるいは他部門の人々の理解とコミットメント（貢献意欲）を引き出すことはできなかった。教授によれば，このような問題は変革に際してしばしば起こり得ることであり，特に，最初の3段階，『（1）危機意識を生み出す，（2）変革推進のための連帯を築く，（3）ビジョンと戦略を作り出す』における不徹底さが原因となることが多いそうである。

　どうやら，この辺りから，教授が敷いた路線からの本格的な乖離が始まっ

たようである。

広範な活動に向けて従業員をエンパワーする（第五段階）

　教授は、『環境変化は、組織の変革を促す。しかし多くの従業員が協力しなければ、企業内の大規模な変革は決して進行しない。ここで従業員が自分たちはパワーを備えていないと感じているときには、彼らは変革を支援しない。あるいは支援できない。この意味でエンパワーメント（自発的な取り組みを刺激すること）が重要な要件なのである。』と記している。

　『独創的な医薬品の創出』を旗印に掲げたわれわれの前には、幾多の障害が立ちはだかった。昔のボスからの反対、われわれ本人の能力不足などもあった。しかし、最も大きかったのは、旧来の組織構造からくるものであった。

　一方で、人事部門は、終始一貫してわれわれを援護する側に回ってくれた。官僚的な環境で育てられてきたために、リーダーシップの発揮を阻害し、新しい時代の人材経営に大きな障害として立ちはだかることが多いとされる人事部門としては、異例のことに違いない。もちろん、トップもわれわれの研究に対する興味を表明し、研究所内の研究会など、機会あるごとにわれわれを勇気付けてくれた。われわれは十分にエンパワーメントされたと実感したのである。

　このような人々からの援護なしでは、『動脈硬化、骨粗鬆症、老年痴呆』、あるいは、後に述べる『糖尿病、ストレス』という病気について、『病態研究（基礎研究）からの創薬』という戦略で、研究を継続することはほとんど不可能であったように思う。

問題処理機能を失った

　不幸な事に、われわれが研究をスタートして間もない時、いわゆる他社情報不正入手事件が発生した。B社の従業員が、他社の申請資料を拝借したとして訴えられた。この事件は、新製品開発に対する一部の開発担当者の心ないあせりから生じたと言われているが、日本の医薬品行政の閉鎖性に起因する事件でもあった。何故ならば、外国では申請資料は一般に公開されることになっていた。他社の申請資料を拝借するまでもなく、費用を払えば入手す

ることが出来た。

　事件に対する解釈は別にしても，われわれにとっては大きな打撃であった。トップマネジメントが再編成されるとともに，それまで『反対意見をなだめる』役割を果たしていた，マネジメント機能を失ったのである。

　　マネジメントは，コッター教授が盛んに使う言葉である。普通，管理（者）／経営（者）と訳される場合が多いが，彼の意味するところを正確に表現していない。彼は，この言葉を問題処理（係）という意味で使っているような気がする。しかも，問題処理とは必ずしも問題解決を意味するものではなさそうである。

　　そこで，マネジメント（management）の動詞形であるmanageを英英辞典で調べてみると，guide someone or something（誰か，もしくは何かを誘導する）という意味があることがわかった。

　　つまり，教授の言うマネジメントは，問題の中に内在するエネルギーを，正しい方向に誘導（ガイド）するという意味に解釈することができる。エネルギーが正しい方向に誘導された結果として，問題は（半ば自然に）解決することになる。

短期的な成果を生む（第六段階）

　教授は，『変革とは単にリーダーシップのみを必要とするプロセスではなく，すぐれたマネジメントも不可欠である。一般的には，リーダーが長期的視点に取り組み，マネージャーが直近の未来（短期的成果）に取り組むことになる。短期的成果に伴う意味合いは，①自己犠牲が価値を生むのだという証拠を示す，②変革に取り組む推進者の功績をたたえて報いを与える，③ビジョンと戦略を微調整する機会を生む，④批判勢力や自己本位の変革反対者の勢いを削ぐ，⑤経営幹部たちを味方につける，⑥変革の勢いを維持するところにある』という。

　1987年4月には，かの忌まわしい事件も解決した。われわれも，『動脈硬化，骨粗鬆症，老年痴呆』の3つのテーマで，当初の目標であった薬のタネ（スクリーニング法）を開発したばかりでなく，もう一つの薬のタネ（プロトタイプ化合物）をも見い出した。翌1988年には，後に『抗痴呆薬開発候補品』と認定された化合物Yも発見されている。短期的成果が生まれたと考

えることは可能であり，一つの区切りをつけ戦略を微調整すると言う意味では，格好の機会であった。

そのような時に，一人の先輩が私を大阪市内のパブに誘った。上機嫌で酒を飲んでいる私に，先輩は"お前がやりたい長期テーマのためには何人の研究者が要るか？"と訊いてきた。

"私がやりたいことは長期テーマと短期テーマの両方です。長期テーマといっても，スクリーニング法が見つかれば短期テーマになります。テーマの進捗に合わせて柔軟に対応するためには，長期テーマと短期テーマの組織を分けるべきではありません。"と私は答えた。その瞬間，何故かその場に気まずい雰囲気が生じたことを記憶している。

　　当時の私は，長期テーマと短期テーマが一つの組織の中に共存しても上手くいくと信じていた。後に述べるように，これは非常に難しいことなのかもしれない。むしろ，この時点では積極的に両テーマを分け，その後のプロセスについても提案するべきであった。

戦略の微調整

1989年4月の基礎研究グループの発足に際して，研究開発のトップマネジメントからは"『糖尿病』と『ストレス』は絶対継続して欲しいが，『癌の免疫療法』は継続しても中止してもどちらでもよい"という考えがわれわれに伝えられた。

一方，終始援護してくれていた人事部長からは，探索研究所の優秀な研究者12名を，基礎研究グループに連れて行ってよいと言って頂いた。数字の出所は，探索研究所の年次報告書（年報）であった。

1988年の年報によれば，薬理研究部が担当する長期テーマとしては，『癌の免疫療法』，『糖尿病』，『ストレス』の3つがあり，これらに合計12名の研究者が従事していた[56]。その他には，生体内の情報伝達[57]に関係する『蛋白質リン酸化酵素[58]の研究』，あるいは『神経細胞増殖因子の研究』などの

---

56) 1テーマあたり3人以上かかっていた理由は，『糖尿病』と『ストレス』のテーマがさらに細分化されていたため。詳しくは，セレンディピティの項を参照されたい。

57) レセプターが刺激されてから反応がおこるまでの化学的な変化のプロセス。

自主研究（超長期テーマ？）があった。合計では18人の研究者が長期テーマに取り組んでいた。

同様に，薬理研究部が担当する短期テーマとしては，既にスクリーニング段階または開発研究段階に進んでいた『動脈硬化』，『骨粗鬆症』，『老年痴呆』の外に，『アルドースリダクターゼ阻害剤（糖尿病性神経症用剤）』，『5－リポキシゲナーゼ阻害剤（リウマチ用剤）』，『フォスフォリパーゼ阻害剤（リウマチ用剤）』，『免疫抑制剤（臓器移植用剤）』があった。これらのテーマにも18名の研究者が取り組んでいた。

私としては，当初の約束どおり，長期テーマと短期テーマの比率を各々50％になるように人員を配分していた。

論功行賞

1989年4月，私は基礎研究グループのリーダーに任命された。短期的成果の一つの意味である『①自己犠牲が価値を生むのだという証拠を示す，②変革に取り組む推進者の功績をたたえて，報いを与える』であったのかもしれない。私は辞令を受けるために本社に行った。『基礎研究ではありません，薬を創ってください』と静かに説く藤澤社長の傍らに，黙って大きくうなずく人事部長の姿があった。

こうして，探索研究所から長期テーマのみを担当する基礎研究グループが独立した。探索研究所の役割は『化合物の発見』であり，基礎研究グループの役割は『独創的で本質的なスクリーニング法の開発』というように明確に定義された。前述の『③ビジョンと戦略を微調整する機会を生む』という短期的成果の意味が実現されたと考えられる。

ところが，短期的成果の意味の後半部，つまり『④批判勢力や自己本位の変革反対者の勢いを削ぐ，⑤経営幹部たちを味方につける，⑥変革の勢いを維持する』のほとんどが実現されなかった。その理由は何であったのだろうか。

---

58) レセプターが刺激されると，まず最初にレセプター蛋白自体がリン酸化されるという事実があった。したがって，蛋白質リン酸化酵素は何らかの病気の『引き金』となる可能性があった。

短期的成果として認められなかった

上記の疑問を解く鍵としては以下のような事実がある。われわれが有機化学研究部と共同で発見した開発候補品の中で，ロイコトリエン合成阻害剤（動脈硬化）とビスフォスフォネート（骨粗鬆症）は，最初の開発候補品がドロップすると，テーマとしても終了することになった。（普通は，開発候補品がドロップした時のために，数個のバックアップ化合物[59]が用意される。）

抗痴呆薬Yについても，開発するかどうかについて，賛否両論が数年間続いた。この化合物が正式な開発候補品と認定されたのは1992年，臨床試験が開始されたのは基礎研究グループが解散する前年の1994年であった。

プロジェクトが難航した背景には，われわれが発見した開発候補品に対する否定的な見方があった。おまけに，例の事件を境にして，われわれは優れたマネジメント（問題処理）機能を欠いていた。そのために否定的な議論を上手に処理することができなかった。教授の言う『現状満足を増強し，かつ現状を維持しようとする力の影響』もあったに違いない。

このような事実からして，当初の約束である3年間が終了した時点で，われわれの研究成果を『優れた短期的成果』として認めた人はきわめて少数であったと考えられる。

隠された時限爆弾が爆発

教授は『すぐれた短期的成果として認められるためには，少なくとも次の3つの特徴を備えている必要がある。（1）大部分の人材が，その成果がごまかしでなく，実際の達成であることを確認できる。（2）成果の勝利宣言に対し議論の余地がない。（3）全体的な変革の方向に明確に関連付けられている。』と述べている。

創薬研究で，（1）と（2）の基準を満たすといえば，『新薬の上市』以外にはない。しかし，そのためには10年以上の長い年月が必要であった。そ

---

[59] ドロップした開発候補品に代わって開発段階に入る化合物を指す。

の間に，数多くのプロジェクトが挫折する。当然，薬のタネでしかない『スクリーニング法／プロトタイプ化合物の発見』が成功か否かについてはさまざまな見方が出来る。

　もう一つの特徴（3）に関しても問題があった。"たてまえ"と"本音"を使い分けるのは日本人の特徴である。B社においては，『独創的な医薬品の早期創出』を目標として掲げておきながらも，一方で独創研究（ホームラン狙い）より改良研究（ヒット狙い）との考えがあった。事実，"ホームランを狙うから三振する。着実にヒットを狙っていれば，その中からホームランが生まれる。"などという話（本音）が公式の会議の席で披露されることもあった。

　1983年当時の原点に戻って考えれば簡単に結論の出る話であった。ところが，そうもいかない事情があったのかもしれない。たとえば，所属はどこであれ，研究者には基礎研究に対する憧れがある。彼らは，一度ならずも基礎研究をやってみたいと考えるものである。しかし，既に新薬研究所以上の規模になっていた探索研究所を"基礎研究所"にはできない。

　ここに至って，開発ステージごとの研究所組織と役割分担を認めるかどうかという"隠された時限爆弾"が炸裂した。その結果生まれたのが13名の研究員から成る"基礎研究グループ"であった。確かに少数のグループで独創的新薬のタネを見つけることは可能である。これはわれわれが証明したところでもある。しかし薬のタネが新薬に育つためには組織的なバックアップが必要である。以後，8ヵ条からの逸脱が明白となっていった。

変革の成果を活かしてさらに変革を推し進める（第七段階）

　教授は，『大規模な変革には長い時間がかかる。この際に，さまざまな力が作用して，変革がゴールに達する前の段階で，そのプロセスを停止させてしまうことがある。たとえば，重要な変革推進者の人事異動，リーダーたちに蓄積される疲労，あるいは不運な展開といった力である。いずれにしても，変革に対抗する，合理性を欠いた，政治的な動きを示す勢力が完全に消え去ることはあり得ない。すなわち，ある課題を完了する前に中途で放棄すると，不可欠である推進の勢いが消え去り，元に戻ってしまう。』と記している。

　基礎研究グループとして独立した時点で，われわれに疲労が蓄積していた

ことは間違いの無い事実であった。われわれの目の前には，開発したスクリーニング法／開発候補品が思うように進まないという厳しい現実があった。新しい基礎研究グループの任務である『独創的で本質的なスクリーニング法の開発』に成功しても，同じことが繰り返されるのではないかという危惧があった。

しかし，われわれには，一休みして疲労を回復する余裕はない。元気と勇気を振り絞って，新しいテーマを成功させる以外に採るべき道は無かったとも言えるのかもしれない。市内の居酒屋に，私と私が基礎研究グループ員として選んだマネージャーが集まり，今後の方針について話し合うことになった。その場の雰囲気が非常に暗かったことを記憶している。

誤った判断と正しい判断

当時の私には，『ゼロ状態から出発して，海図無き航海を終えた』という自信があった。そのために，基礎研究グループの研究員として，私は"優秀な研究者"よりもむしろ"好奇心旺盛な研究者"を選んだ。それは正しい判断であった。ところが，12名全員を薬理研究部の研究者の中から選ぶという誤りを犯してしまった。

これまでの経験から，次のようなことが予想された。（1）単にスクリーニング法を開発したのでは，新薬研究所（あるいは，われわれが去った後の探索研究所）で引き受けてもらえそうにないこと。（2）限りなく開発候補品に近い化合物しか，開発研究所のテーマとならないこと。一方で，私には（3）独創的で本質的なスクリーニング法の開発には，1テーマに3人充てれば何とかなるという確信があった。

ということは，『糖尿病』と『ストレス』に『癌の免疫療法』を加えたとしても，薬理研究者は9人でよかった。残りの3人は，マネジメントのエキスパート，そして有機合成化学の経験者から選ぶべきであった。この段階での判断ミスが，『変革の成果を活かしてさらに変革を推し進めること』を不可能にした可能性が高い。尤も，教授の敷いたレールから大きく脱線してしまったこの時点では，既に軌道修正は不可能であったかもしれない。

その後，『抗痴呆薬Yの開発研究』を実施する必要が生じたために，われわれは『癌の免疫療法』のテーマを中止した。これは正しい判断であった。

何故ならば、『動脈硬化』と『骨粗鬆症』の場合は、"われわれの役割は終わった"と安易に考え、次の段階に移してしまったために失敗した。『老年痴呆』の課題をも中途で放棄していたら、開発品YYがなかったばかりでなく、われわれの『変革の試み』も雲散霧消していたかもしれない。

新しい方法を企業文化に定着させる（第八段階）

　教授は、『企業文化とは、その企業に働くものにとっての行動規範、あるいは多くの人々によって共有される価値観と定義できる。行動規範は、新しく参加してくるメンバーに、ある行動を示す人たちを評価し、そのような行動を示さない人たちを罰することによって補強が図られる。大企業においては、企業文化と呼ばれるものが社の全従業員に影響を及ぼしており、これを変えることはきわめて困難である。革新から生まれた根の浅い新しい実践には、企業文化として根付くまで、社長とその他の変革推進者が常に水を補給する必要がある。さもないと旧来の企業文化によって、後退を余儀なくされる。』と記している。

　B社の企業文化にとって、セファロスポリンの成功が重大な影響を与えたことは論をまたない。この成功体験によって、『創薬に基礎研究は要らない』という企業文化が生まれ、これは『基礎研究をしてはならない』という行動規範となった。そして、『行動規範は、ある行動を示す人達を評価し、そのような行動を示さない人達を罰することによって補強が図られた』という教授の言葉は正しかった。

　この後、基礎研究グループからは、『糖尿病』と『ストレス』に関して、いくつかの新しいスクリーニング法とプロトタイプ化合物が創出されたが、いずれも小さな渦のまま消滅した。探索研究所や新薬研究所のテーマとはならなかった。

　こうなると、創薬のための革新的方法論である『ホームラン打法』は定着しない。そして、薬を創れなくなった基礎研究グループという組織そのものが消滅する。基礎研究グループができてから5年、探索研究所の発足時から起算すると10年後のことであった。

　『10年間（やりたいことが）できたら、いいでしょう』という藤澤会長（元社長）の言葉が全てを物語っていた。振り返ってみれば、確かに楽しく

て，やがて哀しい花火にも似た10年が経過していた。

3．変革の試みを成功させるために

B社のケーススタディの中では，主として『なぜ変革の試みは失敗するのか』という観点から私見を述べた。以下では，もっと建設的に，『成功するためにどうするべきか』という観点から述べてみたい。

優れたマネジメント

S常務の『やろうじゃないか，損をしても技術を磨くための授業料を支払ったと思えばよいではないか。』という発言については既に述べた。しかし，私が実際にその場に居合わせたわけではない。1960年代の日本，そして当時B社が置かれた状況を考えると，むしろ"本当だろうか？ 作り話ではないだろうか？"という疑問が沸いてくるのが当然であろう。

私の疑問は日本ではなく外国で解決することになった。1979年，米国の国立衛生研究所（NIH）に留学中の私のところに，S会長（元常務）が訪ねてこられた。昼食をご一緒することになり，私はクラムチャウダーを，会長はオニオンスープを注文した。ところが，スープが運ばれてきてみると，会長の目はどうも私のクラムチャウダーに注がれているのである。半分冗談のつもりで，"取り替えましょうか？"と尋ねると，会長が実にうれしそうな顔をして，ご自分のオニオンスープと取り替えたのである。

この一件ですっかり気が楽になった私は，"セファロスポリンの研究に関するあの話は本当ですか？"と切り出してみた。レストランのしゃれた椅子に腰掛け，（私の）クラムチャウダーを平らげた会長は，こともなげに"本当です"と答えられた。一瞬，私は雷に打たれたような衝撃を受けた。そして全てを悟ることができた。

当時のS常務は，『研究者に金をやってもドブに捨てることぐらいしかできない。』といって脅しをかけておいて，『やろうじゃないか，損をしても技術を磨くための授業料を支払ったと思えばよいではないか。』の一言で，反対する人々から合意を引き出したのである。見事なマネジメント（問題処理）

能力といえよう。

　もっと驚くべき，鳥肌の立つような事実が，私の長年にわたる友人の口から聞くことができた。彼の言によれば，S常務の凄いところは，B社でセファロスポリンの開発が佳境に入ったころ，英国のビーチャム社から，当時広域抗生物質として広く世界的に利用されていたアンピシリンを導入し，売り出したことであるという。このことが，研究開発陣に鞭を振い，次にB社が売り出すであろうセファロスポリンの販路開拓に大きなプラスになった。さすがのビーチャム社からも『B社にやられた』という声が上がったという。

　以前に，『マネジメントは，問題の中に内在するエネルギーを，正しい方向に誘導（ガイド）するという意味に解釈することができる。正しい方向に誘導された結果として，問題は（半ば自然に）解決することになる。』と書いた。この通りをS常務はやってのけた。各製薬会社のプロジェクトマネージャーに聞かせてあげたいような話である。

リーダーシップとマネジメントの協力

　上のようにして振り返ってみると，S常務の活躍ばかりが目立ってしまう。そして，それが真実であるかもしれない。しかし，外国製品の輸入商社を脱皮して，真の製薬メーカーになるために，変革を決意したのは，恐らく当時のT社長（後の会長）であったに違いない。彼は少なくとも年に1回は海外他社を訪問することにしており，海外事情に詳しかった。海外他社が活発に新薬を開発している状況を目の当たりにして，新薬の自社開発こそが"製薬会社として生き延びるための道"と考えたのであろう。

　一方，S常務は飛行機が大の苦手であったと伝えられているが，私にはどうも"嘘っぽい"話のように思える。何故ならば，オニオンスープよりもクラムチャウダーのほうが美味いことを知っていたし，ドライシェリーなどという洒落た食前酒を注文していた。少なくとも外国が嫌いなようには見えなかった。彼は飛行機が苦手だということにして，国内のことに集中していたような気がしてならない。

　憶測は別にしても，B社におけるセファロスポリンの研究が変革の試みであり，成功の裏には『一隅を照らす』プロフェッショナル同士の絶妙なチームワークがあった。言うまでもなく，リーダーシップとマネジメントの協力

である。

　実は，プロローグに書いた『一隅を照らす』という言葉は，S氏の座右の銘でもあった。今となっては確認する術も無いが，"問題を上手に処理（マネジメント）するのが私の役目でした"という彼の声が聞こえてくるようである。

　ところが，さすがのS氏も，1972年にT会長が亡くなって以後は，"感染症以外に，もう一本の柱（治療領域）を確立したい"と言いながらも，容易に実現できなかった。そして，会長となったS氏は，1983年に永眠した。

　豊臣秀吉と豊臣秀長，あるいは劉備玄徳と諸葛公明はリーダーシップとマネジメントの絶妙なコンビであった。しかし，豊臣秀長亡き後の豊臣秀吉，あるいは劉備玄徳亡き後の諸葛公明は，往年の輝きを失ってしまった。如何に偉大な人といえども，リーダーシップとマネジメントの両方を一人でこなすことは難しかったのかもしれない。

第四段階と第五段階の間にある落とし穴

　コッター教授の最近の著書『リーダーシップ論（黒田由貴子監訳　ダイヤモンド社発行）』の中に，次のような興味ある事例について記してあった。

　　最も厄介なのは，変革を拒み，企業全体の変革の動きに沿わない要求をしてくる上司である。

　　ある企業では，社内での広報を十分に行ったうえで変革プロセスを開始し，第四段階『変革のビジョンを伝達する』までは順調に進展してきた。ところが，その企業最大の事業部を統括する役員が，これらの進展のほとんどを水の泡にする行動をとったがために，変革そのものが見事に覆されてしまった。（中略）

　　彼の心境は複雑なものであったと想像できる。自分の会社がさほど大規模な変革を必要としているとは思っていなかったのであろうし，あらゆる変革に自分が脅かされていると感じたのだろう。また，変革を遂行しながら同時に，期待される営業利益をあげるのは土台無理な話だと考えていただろう。他の役員たちも改革を支持していたにもかかわらず，彼が障害となっていることに対し，なんの手立ても講じようとはしなか

った。この原因もやはり複雑であった。この企業は，これまでにこのような難題に直面したことがなく，中にはこの役員を恐れている者もいた。CEO（Chief Executive Officer: 最高経営責任者）も，優秀な役員を失うことになるのではないかと危惧していた。

　この例で注目すべきことは，われわれの場合と同じく第四段階と第五段階の間で変革の試みに黄～赤信号が灯っていることである。どうやら，この辺りに第一番目の鬼門があるようだ。

『連帯の力』を利用する

　上の例のように問題が役員にある場合には，CEOが問題を解決するべきであると考える人が多いかもしれない。部長に問題がある場合には役員，課長に問題があれば部長が問題解決に当たることになる。CEO→役員→部長→課長…というシステムによる管理である。当然，部分的な欠陥（虫喰い）があってはならないし，インターフェース（この場合は，おそらく専制的命令やマイクロマネジメント）は完璧でなければならない。

　ところが，"ラインによる専制的命令を使わなくとも『連帯』あるいは『文化』の力を使えば，問題は比較的容易に解決される"とコッター教授は説く。実は，私が参加したハーバードビジネススクールで次のような二種類のビデオが上映された。いずれも教授によって巧妙に仕組まれた実験であったが，いかに『連帯チーム』の力が偉大であるかを示していて面白い。

　　一人の紳士がエレベーターに乗っていて，彼は出口のほうを向いて立っていた（欧米では，エレベーターの中では出口を向いて立つのが礼儀とされている）。そこに，数人の男性がドヤドヤと乗り込んできた。彼らは全員が件の紳士と反対の方向を向いて立った。やがて，いたたまれなくなった（？）紳士は，静かに回れ右をして出口と反対の方向を向いた。

　　もうひとつの舞台もエレベーターの中である。帽子をかぶった一人の紳士がエレベーターに乗っていた。そこに，やはり帽子をかぶった数人の男性が入ってきた。しばらくして，後から乗り込んできた男性達は誰からとも無く帽子を脱いだ。前からエレベーターに乗っていた紳士は，一瞬躊躇したが，やがておもむろに帽子を脱いだ。

マネジドカオス

　ノーベル賞受賞者であり，前筑波大学学長の江崎伶於奈博士が，とある座談会の中で"日本にはマネジドカオスがない，これが独創的な研究が育たない理由である"と述べていた。逆に考えると，マネジドカオスこそが独創性の源であり，変革を成功させるための条件となるのかもしれない。マネジドカオスとは一体何を意味しているのであろうか。

　マネジドは，マネジメント（管理？）の動詞形であり，カオスは混沌とした状態を意味する。この二つを組み合わせて，『管理された混沌』と翻訳すると，わけがわからなくなる。管理できない状態を指してカオスと呼ぶからである。ここでは，前項で出てきたマネジ（guide someone or something）と同様に考えることによって，『ガイド（道案内）されたカオス（混沌）』という意味に解釈すべきであろう。

　つまり，カオスの中にはいろいろな方向と大きさを持ったエネルギー（ベクトル）がある。そして，研究，特に独創的な研究にとって最も大切となるのが，このエネルギーである。したがって，『カオスの中から生まれたエネルギーを，増幅させながら本来の目的と一致させる（道案内する）』ことができれば，半ば自然に（放っておいても？）"独創的な研究成果"が生まれる。これこそが，『マネジドカオス』の意味するところではなかろうか。

第Ⅴ章　イノベーションを育てる研究のマネジメント

『変革を必要としている企業で，中間管理者が人々の危機意識を高める方策を見つけられずに苦闘しているのに，経営幹部のほうは必要とされる変革推進のためのリーダーシップを発揮してくれていない状況では，このような中間管理者のキャリアにとっての最善の選択は，さっさとこの企業を退社し，他社へ移ることであろう』とコッター教授が記している。

幸いに私の場合には，社長のリーダーシップのおかげで，10年間もの間変革を試みることができた。精一杯夢を追いかけることができたのである。ホームラン打法を定着させることができなかったのは残念であるが，それでも私は以下に記すように，研究マネージャーとして多くのことを学んだ。

表12　研究マネージャーの役割
1) テーマは何でもよい
2) 役割分担によって相乗効果を生む
3) カオスを利用する
4) セレンディピティを味方にする
5) マネージャーによる管理？

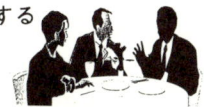

Manage;Guide someone or something

1. テーマは何でも良い

動脈硬化，骨粗鬆症，老年痴呆のテーマは魅力的ではあったが，それだけでうまくゆくはずはない。逆に，いろいろと経験を重ねた今となっては，私

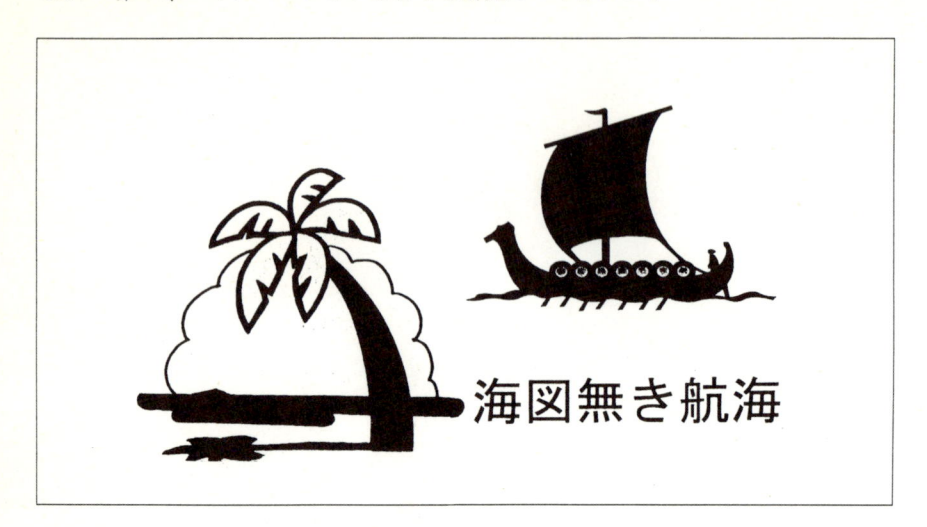

図19　テーマは何でもよい

は『テーマは何でもよい』と極論して憚らない。

　研究マネージャーにとって，テーマよりもっと重要なのは改良型の新薬（ヒット）と独創的新薬（ホームラン）のバランスを図ることであり，前述したマネジドカオスの手法を使って成功に導くことである。

基礎研究も改良研究も確率は同じ

　『テーマは何でもよい』といっても，投資効率を重視する多くの経営者にとって気になるのは成功の確率であろう。"ホームランを狙った挙句に三振することのないように"というのは，友人や先輩からよく聞かされた忠告であった。また，学会やセミナーなどいろいろな会合の場で，"基礎研究をやれる余裕があっていいですね，成功率はどうですか？"という皮肉に満ちた質問を受けることがあった。

　そんな時，私は『改良研究と比較して，基礎研究からの創薬は3年ほど長くかかる。しかし，成功率は同じです。』と答えることにしている。ところが，質問者の中には『そんなはずはない』と考える人も多いようである。

ここで，もう一度われわれの組織目標と研究成果を思い出していただきたい。少なくとも『独創的新薬のタネ（スクリーニング法／プロトタイプ化合物）の発見』という組織目標から考えれば，われわれの戦略の成功率は100％である。ここまできたら，後は『既知のスクリーニング法を用いて，既知のプロトタイプ化合物の誘導体をスクリーニングする』改良研究と同じ確率のはずである。

改良研究の成功確率は決して高くない
　"開発候補品を発見する確率は同じとしても，独創的新薬の場合は臨床試験での成功確率が低いのではないか"と言う人がいるかもしれない。彼らは次のように考える。"改良型の新薬には臨床試験に成功した他社先行品というお手本がある。しかし，独創的新薬にお手本はない，まさに独走しなければならない"と。
　確かに1990年以前は独創研究よりも改良研究の成功確率が高かったかもしれない。その理由として，『シメチジン（抗潰瘍剤）』や『ニフェジピン（降圧剤）』のように，臨床効果が確定しているプロトタイプ化合物があったことが挙げられる。今後も，物質特許制度が続く限りプロトタイプ化合物は公表されよう。
　しかし，先発の製薬会社は，プロトタイプ化合物の臨床試験結果を安易に公表しない。かといって，後発の会社としては指をくわえて待っているわけにはいかない。結果として，ほとんどの改良研究は，（少なくとも研究開始の時点では）臨床効果の不確実なプロトタイプ化合物の『化学構造の変換』となる。そのために，"親亀こけたら皆こけた"ということになりかねないのが現状である。改良研究といえども必ずしも成功の確率は高くない。

死んだ子の歳を数えてみる
　医薬品の開発は，10,000個の化合物の中から1個の新薬が当たる程度の確率に過ぎないことは既に述べた。このような万が一の世界では，『死んだ子の歳を数える』のは愚の骨頂と言われている。
　一方で，"新薬の開発に必要なのは執念と怨念であり，無念と残念では言

い訳にもならない"という人もいる。それだけ，執念と怨念があったら中止せずに済んだテーマは数多い。

　たとえば，動脈硬化の場合は臨床試験法が障害となった。ところが，現在では数多くの高脂血症用薬が開発されている。動脈硬化の臨床試験法も開発されつつある。われわれの仮説『病態（動脈硬化）－病因（平滑筋遊走）－引き金（炎症）』が再評価される日は近い。

　骨粗鬆症の場合は，われわれと同じ時期に研究を開始した他社が，同じプロトタイプ化合物（ビスフォスフォネート）から出発して，新薬を創出することに成功している。われわれに執念が足りなかったとは言えても，探し当てたスクリーニング法／プロトタイプ化合物が悪かったとは言えない。

　老年痴呆の場合は，開発品YYが既に臨床試験に入っているので議論の余地は無かろう。

　以上のような分析結果から，『基礎研究からの創薬は，改良研究と比較して3年ほど長くかかる。しかし，成功率としては改良研究と同じです。』というのは，決して誇張ではないと私は考える。

2．役割分担によって相乗効果を生む

　『テーマは何でもよい』というなら，"改良研究でもよいではないか？"と言う人がいるかもしれない。"そのとおりです"というのが私の答えである。誤解してほしくないのは，"全員でホームランを目指す"というのが私の意見ではないということだ。もちろん"全員でヒットを目指す"ことにも危険が伴う。

　創薬研究のリスクを分散するためには役割分担が重要になる。また，そうすることによって，相乗効果も生まれてくる。因みに，われわれが所属した探索研究所では，改良研究50％，独創研究50％の比率であった。今考えても画期的な戦略であったといえよう。

コンスタントにヒットが出て，たまにはホームラン

　製薬企業にとっては，"コンスタントにヒットが出て，たまにはホームラ

ン"というのが効率的であることに異論はあるまい。むしろ，"そんなことは当然で，これまでもやってきた！"とお叱りを受けそうである。

確かに，"ヒットの延長がホームランであり，ホームランは決して狙って打てるものではない"という企業文化の下でも，ヒットばかりでなくホームランも出た。しかし，そこには偶然という要因が強く働いたのではなかろうか。"製薬企業1社の命運を，偶然に任せておいてよいのですか？"というのが私の素朴な疑問である。

プロローグに述べたイチロー選手のように，意識的にヒットやホームランを狙ってみてはどうだろうか？ そのためにも，"低い打球（改良研究）ばかりでなく，研究者によっては高い打球（独創研究）も狙わせてはどうか"というのが私の提案である。『ヒットの延長としてのホームラン』を認めるのであれば，『外野フライの延長としてのホームラン』を認めてもよいのではあるまいか。

農耕民族と狩猟民族

今後は，単に異質（ヒット狙いの研究とホームラン狙いの研究）を認めるだけでなく，意図的に両者の間のバランスを図ることが重要となろう。農耕民族にとっては難しい問題であるかもしれない。彼らにとっては，みんなが田植えをしているときには田植えをし，稲刈りをしているときには稲刈りをしなければならない。そこには，全員が同じ事をするという文化がある。

狩猟民族の場合は，農耕民族とは明らかに異なってくる。たとえば，ライオンが狩をすることを考えてみよう。何十頭ものライオンが一頭のシマウマの後を追いかけるというのは，恐らくめったに見られる光景ではなく，滑稽でさえあろう。大抵の場合，彼らは別々の獲物を追いかける。あるいは，協力するにしても，役割分担をはっきりさせる。

無論日本人の全てを農耕民族とすることには無理がある。中には狩猟民族も混じっているはずである。したがって，"マネージャーとしては，文化を変えることが如何に難しいかを理解した上で，役割分担を目指して欲しい"というのが私の切なる願いである。われわれもコッター教授の著書『21世紀の経営リーダーシップ』をあらかじめ読んでいたら失敗しなかったのかもしれないのだから。

捕らぬ狸の皮算用

　野球チームの理想形, すなわち1チーム9人の中に, ホームランバッター2人, 中距離バッター6人という比率に基づいて, 研究者の役割分担について考えてみる。日本では, 中堅の製薬会社1社あたり, 約300人の創薬研究者がいる。欧米の巨大製薬会社と比べると約1/5～1/10と少ないが, それでも（300÷9×2＝67人）にホームランを狙わせ,（300÷9×6＝200人）にヒットを狙わせることができる。

　テーマの期限は3年, 1テーマ3人というわれわれの経験に基づいて計算すると, 67人の研究者が担当する独創研究から, 3年間に22個の『新しいスクリーニング法／プロトタイプ化合物』が開発されることになる。もちろん, これらが全部ホームランに繋がるとは限らない。平凡な外野フライに終わる場合もあれば, 逆に当たり損ねがヒットになることもあるはずである。このようにして出てきたヒット／ホームランに, 上述の200人が担当する改良研究から出たヒット／ホームランが混じってくれば万万歳ではなかろうか。捕らぬ狸の皮算用ではあるが, 要はバランスの問題である。

　役割分担によって相乗効果が生まれるのは何も野球に限った話ではない。創薬研究についても全く同じである。つまり, 改良研究で得られた成果が独創研究に利用され, 独創研究で得られた成果が改良研究のヒントになることがある。われわれの老年痴呆研究における『化合物Ｘの発見』は前者の例であり, 動脈硬化におけるカルシウム拮抗薬やロイコトリエン合成阻害剤は後者の例である。その他の例については, ストレスと糖尿病のところで述べることにする。

基礎研究テーマは安上がり

　一般的に"基礎研究は高くつき, 応用研究は安上がり"と考えられている。しかし, 果たして創薬研究についても同じことが言えるだろうか。Ｂ社の例を中心に計算してみることにする。

　基礎研究グループの約20倍の研究員が探索研究所／新薬研究所で働いていた。話を簡単にするために, 前者が基礎研究に, 後者が改良研究のみに従

事したと仮定すると，改良研究に投資した人件費は，基礎研究に投資した額の約20倍ということになる。

次ぎは非臨床開発研究や臨床試験などに要する開発費である。この場合は，開発候補品の数に比例すると仮定してみよう。基礎研究グループから生まれた開発候補品の約30倍の数の開発候補品が探索研究所／新薬研究所から生まれた。つまり，改良研究に使った開発費は基礎研究のために使った金額の30倍余りと推定される。

開発候補品が開発品になる確率を加味して計算すると，もっと正確かもしれない。基礎研究から出た開発候補品については，他社先行品が無いために開発段階に入る（開発品になる）確率も低下する。ところが改良研究の場合には，他社先行品や競合品があるために，"負けてはならじとばかり"開発段階に入っていく。まさに"赤信号皆で渡れば怖くない"となる。つまり，改良研究のほうが基礎研究よりも開発品を生む確率が高くなり，その分だけ高くつく。

上述の議論は，何もB社に限った話ではなく，日本国内のほとんどの製薬会社で同じことが言えよう。最近，『研究テーマはもっと絞るべきである』という議論が盛んであるが，これは改良研究テーマのことを言っているのかもしれない。いずれにしても，少なくとも冒頭に述べた『基礎研究は高くつき…』という一般論とは正反対の結論になる。

テーマの良し悪しはやってみなければわからない

"テーマの良し悪しなぞ，やってみなければわからない"というのは，本田宗一郎氏の言である。ともすると，テーマ（アイデア）の良し悪しを論じてしまいがちなマネージャーにとって，重要な示唆を与えているのではあるまいか。

われわれが研究することになった『動脈硬化，骨粗鬆症，老年痴呆』は，今や誰もが認める『時代の寵児』である。ところが，これらの3テーマが採用されるまでには既に述べたような経緯があった。また，B社では毎年テーマ提案（リサーチプロポーザル）を募集しており，合格したものが翌年のテーマとして採用された。一方，落第したものの中からも，年間2テーマに限って基礎研究の対象として選択されることになっていた。まさに『糖尿病』

と『ストレス』は落第したテーマであった。B社のテーマ提案制度は，当時としても画期的であったが，この制度を採用する製薬会社がもっと出てきて欲しいものである。

在りし日の西堀栄三郎氏（南極越冬隊長）が，『誰かが何かのアイデアをもって，私（西堀）のところにきたら，私の言う事はただ一つ，それは良い考えだー！ということです』と言っていた。

アイデアを誉められた提案者は，当然活性化し，アイデアの実現に向けて突っ走る。あるいは『もっと良いテーマ』を探し出そうとするかもしれない。このような研究者には是非ともテーマの選択権を与えてあげたいものである。

そのあとで，例の"マネジドカオス"の出番となる。たとえば，社長または研究所長が2週間に1回（？）研究室を訪れては，"新薬はもうできましたか？"と尋ねるのがよい。慇懃無礼ではあるが，最も効果的な『研究のマネジメント』ではあるまいか。

3．カオスを利用する

ホームランを目指す場合でも，ヒットを狙う場合でも，それなりのマネジメントが必要なことは言うまでもない。マネージャーにとって大切なことは，知識でも，経験でもない。各々のチームメンバーにいろいろ勉強させ，実験もさせながら，そこにある種のカオスを醸し出すことであり，さらには『カオスの中から生まれたエネルギーを，増幅させながら本来の目的と一致させる』ことであろう。

カオスの発生

われわれの場合には，新しい研究所組織体制が発足した頃，探索研究所も非常に活性化した。しかし，正直言って『10年後には世界ランキング20位以内の製薬会社しか残らない』といった経済予測が活性化の原因ではない。新しい流れが，伝統的な流れと激しくぶつかって，そこに渦（カオス）が生じたことが活性化の原因であった。

研究者は，自分たちが正しいと考える仮説，方法論などを批判された時にカオス状態となることがある。『君たちに金をやっても，（技術を磨くどころか）ドブに捨てるぐらいしかできないだろう』というＳ氏の言葉は，当時の研究者の自尊心をくすぐったに違いない。同じようなことはわれわれ（私）も経験した。

　一方，カオスは"危機感から生まれた混乱"と言い換えることが可能である。危機感は，生存するか滅びるかというような瀬戸際で生まれる。生存すること，あるいは滅びることが誰の目にも明らかになれば危機感はなくなる。たとえば，基礎研究グループの末期におけるわれわれのようなものである。

　これらの実例からも，殺すぞ殺すぞといって実際には殺さない，つまり『（簡単に）生かさず，殺さず』というのが，カオスを利用しようとするマネージャーの極意ということが出来よう。

カオスを維持する

　カオス状態に置かれた研究者は，批判勢力と妥協するか，あるいは自分から問題の真っ只中へと突き進んでいく。もちろん，研究者が問題をさらに複雑にする方向に進むことも多いが，ここで重要になってくるのがマネジメント（ガイド）機能である。

　マネージャーとしては，ともすると個々に分散していく部員の力のベクトル（その結果としての混沌としたエネルギー）を，節目節目で，ある方向に集約すべく軌道修正していかねばならない。

　Ｓ常務の場合は，『競合他社が有望なセファロスポリン系抗生物質を開発したというニュース』や，『先行品に勝る開発候補品Ａが予期せぬ毒性のためにドロップしてしまったこと』を利用して，挫けそうになる研究者の間に危機意識を生み，カオスを維持した。常務自らが，前述の『新薬はもうできましたか？』という質問を研究者に投げかけたかもしれない。

　われわれの『動脈硬化』と『骨粗鬆症』の場合は，あくまでも当初の戦略（病態研究からの創薬）に固執し，それを言い続けたことがカオスの維持に繋がった。戦略／戦術で合意（言質）を取っておいて，『有言実行』という常套句を使うのは効果的であった。挙句の果てに，『死して屍拾う者なし』と言われた日には，部員もたまったものではなかったに違いない。一方，

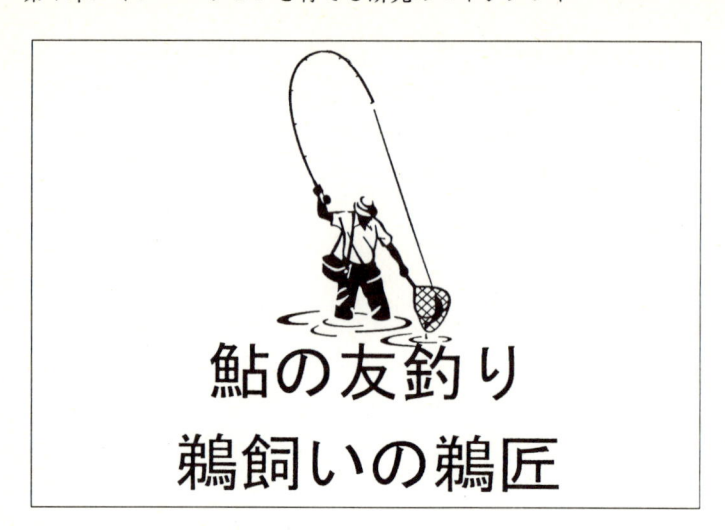

図20　マネジドカオスの実践

『老年痴呆』の場合は，戦術を『病態－病因－治療』に変換したことがカオスを増幅させる結果になった。

鵜飼いの鵜匠

　マネジドカオスを実践する際に，研究マネージャーとしては，鵜飼いの鵜匠，または鮎の友釣りをする釣師の心境が望ましいのではなかろうか。部員である"鵜"や"おとり鮎"を（ある程度）自由に，元気良く泳がせ（実験させ）なければならない。そして，彼らの動き（顔色）と彼らが集めた実験データーから獲物の居場所（解決策）を推測するのである。

　逆に，部員を独断と偏見でこき使い，疲れさせてしまっては収穫が少なくなる。管理しすぎてはいけないという理由がここにある。今流行りのプロジェクトマネジメントについても同じ事が言えよう。時として，プロジェクトマネージャーは，プロジェクトを完全に操縦（ステアー）しようとするか，ラインに全てを任せて調整（コーディネーション）に走り回るかの，どちらかの極端に分かれるような気がする。いずれも，あまり賢い策とは思えない。

　プロジェクトが上手く運んでいる部分については調整に専念する。上手く

いってない部分については，操縦しようとするのではなく，問題を処理（マネージメント）するというように，格好よくやれないものだろうか。当然，上手くいっている／いってないの判断基準は大切であるが。

上手くいってないことについて四六時中考える

　カオスを管理しようとせずにマネジメントするためには，データー検討会の頻度というような，一見些細なことが問題となる。私の場合は，2週間に1回の頻度で行った。1週間に1回のデーター検討会では，間隔が短かすぎて，データーが集まらない。結果として，マネージャーによる管理（あるいは操縦）が過剰になってしまう。

　4週間に1回では，間が空き過ぎてマネジメント（問題処理）が不可能となる。例えば，前述の神経細胞死の問題である。気が付いた時には既に実験が開始されていたために，問題処理に苦労した。私の経験から考えても，やはり2週間に1回というのが適当であろう。

　"残った時間をどう使ったらよいか"という質問をマネージャーから受けることがある。私のいつもの答えは，"マネージャーは，上手くいったことは部員のせい（手柄）にして，上手くいってないことについて四六時中考える"であった。

デジタルでは駄目，やはりアナログ

　上のような話をする時に思い出すのがテレビやラジオのことである。われわれの頭の上を幾多の電波（情報源）がひっきりなしに通り過ぎていく。しかし，アンテナが立っていなければ，そして受信機のチャンネルが電波の周波数にあっていなければ，電波はわれわれに何らの情報ももたらさない。マネージャーにとっては，アンテナを立てること，そしてチャンネルを合わせることがまず重要となる。

　もちろん，四六時中全てのチャンネルに周波数を合わせることは不可能である。つまり，"四六時中考える"という意味は"全ての情報を収集する"ことではない。1日の，あるいは1年の中のいつでも良いから『上手く行っていないことに思いを馳せ，しかもこれを継続する』ことを意味する。

ある日，私の原稿を読んだ若い人から"ラジオとかテレビとかのアナログよりもコンピューターとかインターネットのようなデジタルな喩えのほうがわかりやすいのでは？"というコメントがあった。

私の意見は少し違った。インターネットは確かに情報源として有望であるが，問題は意図を持ってダウンロードしていかないと目的とする情報に到達しないことにある。一方，意図があっても解けないところに，問題が問題として残っている理由がある。そのような場合には，やはりアナログの助けが必要だ。

風が吹いたら桶屋が儲かる

全ての情報を知っておかないと問題解決に繋がらならないのではないかと考える不安神経症タイプのマネージャーには，私は次のようにアドバイスしたい。"問題解決に必要な情報は決して一つではない，実は非常にたくさんある。肝心なのは，それらの情報が問題解決につながると連想することである"と。連想をたくましくすれば，『風が吹いたこと』が『桶屋が儲かること』に繋がることを落語家は教えている。まさしく異縁連想である。

異縁連想は非常に難しいことのように思えるかもしれないが，心配は無用である。『上手くいってないことを解決したい』という欲望と意思，そして『いつか必ず問題は解決する』という楽天的な考えがあれば十分である。

私の経験から言って，いかにも偶然によって問題が解決したと思われる場合でも，その解決の糸口は，せっぱ詰まった状況での継続的な思考の中で見つかることが多い。苦しくなれば，『藁をもつかみたい』心境になり，一見して関係の無いことでも関連付けたくなるものである。こうして試行錯誤を繰り返せば，いつか問題は解決するものだ。

繰り返しになるが，執念と怨念が大切であり，無念と残念は言い訳に過ぎない。ここで，テーマの成否が分かれてしまうのであるから，マネージャーとしては努力しなければなるまい。そして，部員が解けなかった問題の解決案を持って意気揚揚とデーター検討会に臨んで欲しい。

4. セレンディピティを味方にする

　スリランカ（旧名セレンディップ島）に住んでいた3人の王子様が，次々に面白い発見をしたことから，予想だにしない思いがけない発見のことを『セレンディピティ』と呼ぶことになったそうである。不思議なことに，一度でも思いがけない発見をした人は，二度三度とこれを繰り返すという。
　われわれの『動脈硬化，骨粗鬆症，老年痴呆』の研究でも，いろいろな思いがけない発見があった。それらについては既に述べているので，ここでは『糖尿病』と『ストレス』という新しいテーマの下で経験した，思いがけない発見について述べる。

ストレスの研究
　『胃潰瘍の原因はストレスである』という古くて新しい仮説から出発したわれわれに対して，"既に研究し尽くされた感のある潰瘍を今さら取り上げなくても，他にいくらでも未開拓のテーマはあるではないか"という意見もあった。事実，図21に示すように，ストレスを病因とする種々の病態が考えられていた。
　しかし，それでなくとも難しい『ストレス』を，さらに難しい『病態』と組み合わせることは，問題を複雑にする以外の何物でもない。"難しいことは一つあれば十分で，二つ目は余分である"というのが私の哲学であった。

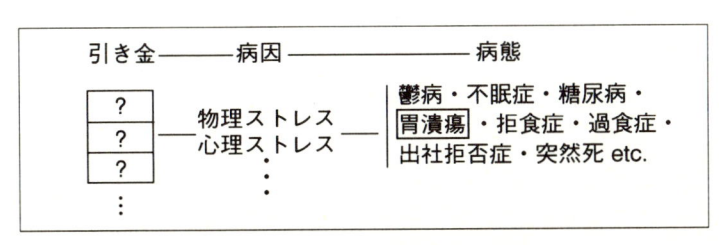

図21　ストレスを病因とする病態

その点，研究テーマが胃潰瘍であれば，私自身に研究の経験があり，以下のような知識があった。つまり，胃潰瘍の原因の一つとして有名な胃液は，蛋白分解酵素であるペプシンと，この酵素を活性化する塩酸から成っている。胃液の働きは強力で，焼き肉屋で食べる鶏や豚の"胃"が影も形も無いまでに消化されてしまう。一方，よほどのことがない限り，われわれ自身の"胃"が胃液によって消化されてしまうことはない。健康な胃には，ペプシンや塩酸などの『攻撃因子』から胃を守る粘液や血流などの『防御因子』が存在するからである。これらの二つの因子のバランスが崩れた時に発症するのが胃潰瘍である。

以上の基礎知識に加えて，私には『病態（胃潰瘍）－病因（ストレス）－引き金（？）』に関する文献情報も豊富であると予想された。文献について勉強すれば，研究者のレベルアップに繋がる。万が一，胃潰瘍の研究でスクリーニング法の開発に失敗したとしても，得られた成果を他のストレス性疾患に応用することも可能となるに違いない。『転んでも…』という例の戦略である。

防御因子の異常に焦点を絞る

ストレス潰瘍の原因としても，攻撃因子の亢進や，防御因子の低下が提案されていた。私は，攻撃因子の研究では改良研究の域を出ないと判断した。確かに『研究し尽くされた感』があったし，H_2ブロッカー（シメチジン）以外でも既に多くの薬（攻撃因子抑制剤）が世の中に存在した。独創的新薬を創出するためには，攻撃因子ではなく防御因子の研究に焦点を絞る必要があった。

『ストレス潰瘍に関する情報は多いはず』という前述の予想は的中し，コミュニケーションボックス法とアクティビティストレス法という胃潰瘍の動物モデルを探し出すことができた（図22）。いずれの胃潰瘍も，『病因』は心理的ストレスであり，胃液分泌抑制剤は無効であると報告されていた。つまり，攻撃因子の異常ではなく，防御因子の異常が胃潰瘍発症の直接的な原因であると推測された。

アクティビティストレス法は，1日に1時間だけしか食事時間を与えられなかったマウスが，ものすごく活発に動き回り，最終的には胃潰瘍

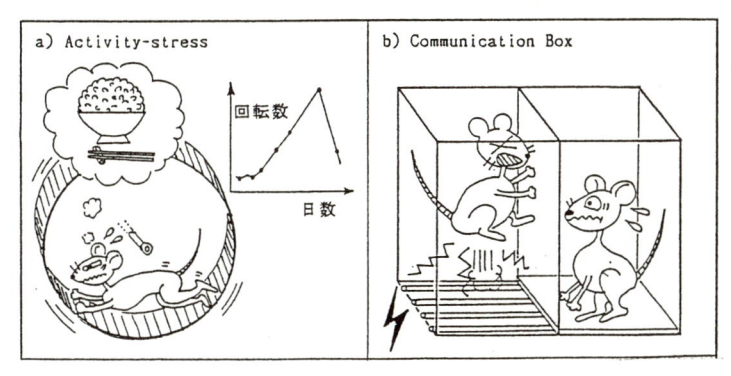

図22　心理ストレスによる潰瘍

になって死んでしまうという実験であった。エサを求めて四六時中動き回るのは動物の習性である。したがって，エサが突然目の前から消え失せたという『ストレス』が，動物を走り回らせ，やがて動物を死に至らしめると考えられている。たとえてみれば，アメとムチで働かされたサラリーマンが，アメ（昇進の可能性？）を奪われた途端に突然死するようなものかもしれない。

　コミュニケーションボックス法とは，電気ショックをかけられているマウスを，隣の檻（ケージ）で見ているマウスが潰瘍になってしまうというものである。電気ショックは突然やってくるので，それ自体が大きなストレスの原因とはならない。それよりも，電気ショックが何時やってくるか，電気ショックをどうやって避けるかという『心配』が，大きなストレスの原因となる。つまり，電気ショックを実際に受ける動物よりも，それを見ている動物のほうが潰瘍になりやすい。

スクリーニング法が完成

　3年間の病態研究の結果，コミュニケーションボックス潰瘍も，アクティビティストレス潰瘍も，共に防御因子（粘液，血流）の低下が胃潰瘍発症の原因であることが確認された。さらに面白いことに，前者では脳内のセロトニン神経の活性化が『引き金』であり，後者ではドーパミン神経の活性化が『引き金』であることがわかった。

『病態(胃潰瘍)―病因(ストレス)―引き金(セロトニンまたはドーパミン)』という仮説が証明され,基礎研究グループの組織目標である『独創的で本質的なスクリーニング法の開発』にも成功した。プロトタイプ化合物としてはドーパミンとセロトニンのレセプターブロッカーなどが挙げられた。

以上の成果に対して,"3年もかかって,たかが胃潰瘍の薬か!"と言う人もいた。残念ながら,この時点では"おっしゃる通りです"といって引き下がらざるを得なかった。しかし,コミュニケーションボックス法は不安のモデルであり,アクティビティストレス法はパニックのモデルであると考えられる。われわれが開発したスクリーニング法からは,単なるストレス潰瘍の薬というよりも,たとえば不安神経症やパニック症候群に有効な画期的新薬が発見される可能性もあった。

　　事実,引き続いて実施された研究によって,セロトニンやドーパミンレセプターをブロックする薬剤がストレス性の心不全モデルやインポテンツモデルに効くことが確かめられた。

　　非常に面白い実験結果であるが,ある意味ではわれわれが最初から狙っていた成果でもあり,これをもって思いがけない発見(セレンディピティ)とは言えまい。次に述べるような発見が,セレンディピティと呼ぶに相応しいのではなかろうか。

ストレスの研究から生まれたもう一つの成果

一般的に,一つの方向から解こうとして解けない難問も,反対の方向から攻めると意外と簡単に解けることがある。たとえば,低血圧症の原因を解明するために,高血圧症の研究から始めるようなものである。これは反対思考法と呼ばれており,私が新しい事を始めるときに使う常套手段であった。

私は,心理的ストレスという難問を解くために,物理的ストレスについても併行して研究することを選んだ(図23)。物理的ストレスを原因とする胃潰瘍モデルのひとつとして,酸性消炎剤(NSAID)の投与によって胃体部[60]に発生するNSAID潰瘍があった。この胃潰瘍モデルは粘膜が剥げただけの

---

60) 胃の上部,食道寄りの部分を指し,ここから胃液が分泌される。

```
                    ┌─────────┐
                    │NSAID潰瘍│
                    └────┬────┘
                   ↙         ↘
              ┌──────┐    ┌──────┐
              │幽門部│    │胃体部│
              └──────┘    └──────┘
```

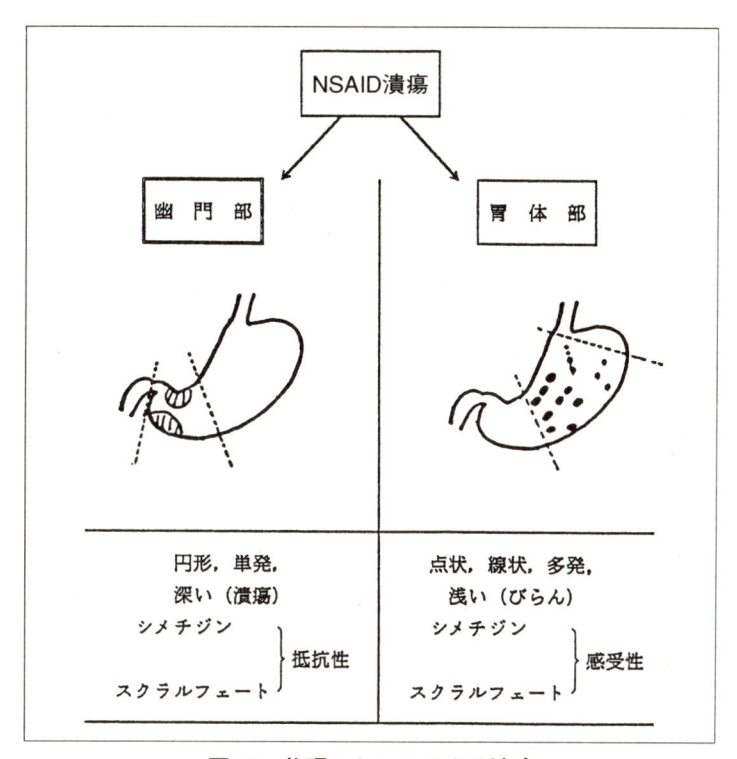

    円形, 単発,   点状, 線状, 多発,
    深い (潰瘍)   浅い (びらん)
     シメチジン ⎫   シメチジン ⎫
             ⎬ 抵抗性   ⎬ 感受性
    スクラルフェート ⎭   スクラルフェート ⎭

図23　物理ストレスによる潰瘍

浅い障害であり，ヒトの"糜爛（びらん）"に相当した。

ところが，NSAIDの投与条件を変えると，胃幽門部[61]に特殊な胃潰瘍が発生することを報告している論文が一報だけ見つかった。この場合は粘膜を貫通して胃の筋肉層にまで達する深い障害で，正真正銘の"潰瘍"であった。

われわれは"研究し尽くされていない"幽門部潰瘍を物理的ストレス研究の対象として選択し，これが胃液分泌抑制剤で抑制されないことを明らかにした。ということは，"『防御因子の低下』が幽門部潰瘍の病因である"と結論される。当初のわれわれのねらい通りではあった。

さらに『引き金』探しをしているところに，『β_3レセプター刺激薬が血管

---

61) 胃の下部，十二指腸よりの部分を指し，ここからは粘膜が分泌され胃液は分泌されない。

を拡張して血流を増加させる』という情報が届いた。おまけに，新薬研究所が同種の化合物をスクリーニングしていた。もう少しで開発候補品という段階の化合物もあった。早速実施された実験によって，『$β_3$レセプター刺激薬が幽門部潰瘍を予防するのではないか』という予想が現実となった。『病態（幽門部潰瘍）－病因（防御因子の異常）－治療（血流増加）』という作業仮説が証明されたばかりでなく，プロトタイプ化合物（開発候補品？）まで見つかってしまった。

　最初から難しいテーマに取り組んでいたら？　心理的ストレス潰瘍の比較対照に，物理的ストレス潰瘍を採用していなかったら？　幽門部潰瘍でなく，胃体部潰瘍を選んでいたら？　新薬研究所で$β_3$レセプター刺激薬の研究をしていなかったら？　こう考えてくると，如何に思いがけない発見であったかがわかる。

糖尿病の研究

　糖尿病の主症状である高血糖の治療薬と，糖尿病に合併して発症する骨減少症の治療薬を目指して，型どおり，糖尿病の動物モデル（db/dbマウスやSTZマウス）の病態研究からスタートした。

　　　db/dbマウスは血糖の高いマウス同士を交配させることによって生まれてきた遺伝的な糖尿病動物である。このマウスは，インスリンが正常以上に分泌されるにもかかわらず糖尿病を発症する。インスリンの作用に対する抵抗性が生じていると考えられる。

　　　STZ（ストレプトゾトシン）は膵臓の中のインスリン分泌細胞を破壊してしまう化合物である。STZを投与されたマウスはインスリン不足に陥って糖尿病を発症する。

　3年間の研究の結果，大量のブドウ糖が肝臓から遊離されることが高血糖の『病因』であり，『引き金』は肝臓におけるブドウ糖の合成亢進であることが証明された。一方の骨減少症の場合は，骨基質[62]の石灰化[63]抑制が『病

62）骨の成分の一つであるコラーゲン。
63）カルシウムが沈着すること。つまり，コラーゲンにカルシウムが沈着して正常な骨となる。

因』であり,『引き金』はビタミンD[64]の代謝異常である事が証明された。つまり,糖尿病患者ではビタミンDが不足する,そのために骨の正常な発達が阻害されると考えられた。

　『病態(高血糖)－病因(肝臓からのブドウ糖遊離)－引き金(ブドウ糖合成酵素)』,そして『病態(骨減少症)－病因(石灰化抑制)－引き金(ビタミンDの代謝異常)』という仮説が証明され,『独創的で本質的なスクリーニング法』も開発された。

　その後,アンヒドロマンニトールとメチラポンという化合物がそれぞれ高血糖と骨減少症に有効なことが明らかになり,プロトタイプ化合物も見つかった。

矛盾する情報

　"糖尿病はもう終わった"と安心しきっていたところに,"アンヒドロマンニトールやメチラポンの誘導体を合成することは難しい"という有機化学研究部のコメントが伝えられた。

　ちょうどその頃,チアプリド(B社のトランキライザー)が糖尿病性骨減少症に有効であることを示唆する文献に遭遇した。われわれはチアプリドがメチラポンに代わる新しいプロトタイプ化合物になるのではないかと期待した。結果は,残念ながら,この薬の有効性を動物モデルで証明することは出来なかった。ところが,この研究の過程で,糖尿病動物では脳内のドーパミン神経が抑制されていることが明らかになった。

　"転んでも,ただでは起きない"とばかりアンテナを張り巡らしたわれわれのところに,本社サイドから次のような情報が寄せられてきた。"糖尿病患者に発症する神経症の痛みにチアプリドが効くという臨床試験結果が得られた。しかし,作用メカニズムがわからないので困っている。"というのである。

　『糖尿病患者で痛みが起こる』ことは,われわれが発見した『糖尿病動物では脳内のドーパミン神経が抑制されている』という実験事実と一致する。

---

64) 骨の正常な発達に必要なビタミンであり,これが不足すると"くる病"になることが知られている。

何故なら，ドーパミン神経には痛みを和らげる作用があると考えられていた。したがって，ドーパミン神経が抑制されている糖尿病患者では，痛みが起こって当然となる。

問題はチアプリドがドーパミン神経抑制剤として知られていたこと（薬理学的常識）であった。ドーパミン神経が抑制されている糖尿病患者にドーパミン神経抑制剤を投与すれば，さらに痛覚過敏になることはあっても，痛みが和らぐはずはない。

表13　一次情報と矛盾しない情報と矛盾する情報

（一次情報）糖尿病動物ではドーパミン神経が抑制されている

一次情報と矛盾しない情報
1 ）ドーパミン神経は痛みを和らげる
2 ）糖尿病患者では痛みが起こる
3 ）チアプリドが糖尿病患者の痛みを抑制した

一次情報と矛盾する情報
1 ）チアプリドはドーパミン神経抑制剤である
2 ）チアプリドが糖尿病患者の痛みを抑制した

糖尿病の研究から生まれたもう一つの成果

矛盾する情報が出てきた時こそ新しい発見の始まりと言える。ここで思考を停止してしまっては何も生まれてこない。（異縁連想によって）作業仮説をひねり出し，実験で検証することが大切になる。その際に注意しなければならない事は，何を信じるかによって，問題が迷宮入りするか，それとも解決できるかが決まってしまうことである。

既に述べたように，『ドーパミン神経は痛みを和らげる』という仮説があり，それを支持するわれわれ自身の実験結果（一次情報）があった。

一方，『チアプリドが糖尿病患者の痛みを抑制した』というのは"事実"であるから，一次情報が正しければ矛盾しないはずである。

ところが，『チアプリドはドーパミン神経抑制剤である』と考え，しかもその作用によって『チアプリドが糖尿病患者の痛みを抑制した』とするなら

ば明らかに一次情報と矛盾する。

一体，どちらを信用するべきであろうか？。そのような質問を受けたとすれば，"自分達の実験結果（一次情報）を信じなさい"というのが私の回答である。実際に，糖尿病グループは一次情報と矛盾しない『ドーパミン神経は痛みを和らげる』という仮説を採用し，『チアプリドはドーパミン神経抑制以外の作用で鎮痛作用を示す』という作業仮説の下に実験を始めた。

研究は，全く予期せぬ方向に発展した。チアプリドが，セロトニン神経系[65]に作用することによって糖尿病性の疼痛に効くことが明らかになった。おまけに，糖尿病動物ではセロトニン神経活性が正常に維持されていることを示唆するデーターが得られた。

『病態（糖尿病性神経症）−病因（ドーパミンの代謝異常）−治療（セロトニン神経の活性化）』という仮説が証明され，チアプリドというプロトタイプ化合物も発見された。糖尿病性神経症の痛みを抑える画期的新薬が生まれる可能性も示唆される。

骨減少症から始めていなかったら？　脳内のドーパミンの代謝異常に気付かなかったら？　チアプリドが糖尿病性神経症の痛みを抑制するという情報がなかったら？　ドーパミンは鎮痛物質であると信じなかったら？　チアプリドはドーパミン神経抑制剤であるという常識にこだわっていたら？　こう考えると，またしても思いがけない発見であったことがわかる。

共通のノウハウ

上述したわれわれの経験を，よくよく分析してみると『思いがけない発見』には共通したノウハウがあることがわかる。

まず，研究の対象としては，なるべく"他人がやっていないこと"を選ぶこと。とはいっても，他人がやっていなければ何でもよいというわけではない。ヒトの病気と関係しているかどうかがテーマの選択基準となる。

次は，研究の過程で出てきた興味あるデーター，特に実験者だけしか知らない一次情報[66]を大切にすること。"大切にする"とは，頭の中のいつでも

---

65) セロトニンはドーパミンよりもさらに強力な鎮痛作用を示す。
66) 誰か他の人の手によって加工されていない情報のことで，たとえば自分のデーター。

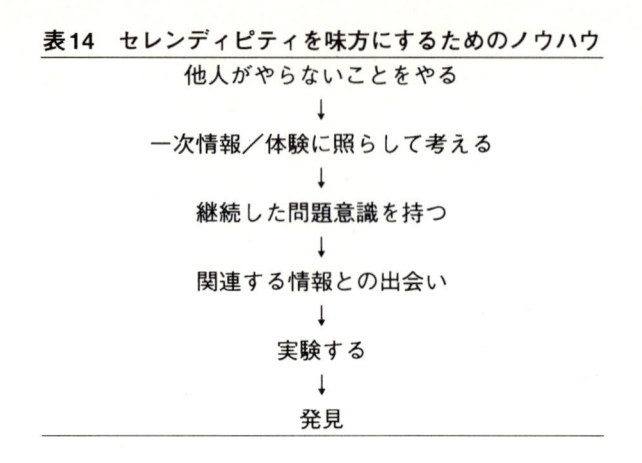

表14　セレンディピティを味方にするためのノウハウ

他人がやらないことをやる
↓
一次情報／体験に照らして考える
↓
継続した問題意識を持つ
↓
関連する情報との出会い
↓
実験する
↓
発見

取り出せるところにしまっておくことを意味する。つまり，問題を未解決の状態にしておいて，さらなる情報収集のためのアンテナを立て，受信機のチャンネルを合わせることが重要である。逆に，功をあせって直ぐに実験したり，その当時の常識で解釈して簡単に納得してしまうと失敗することが多い。その後，有益な情報が入ってきても素通りしてしまう原因にもなる。

　最後は，しまっておいた興味あるデーター／情報と関連する，あるいは矛盾するもう一つの新しい情報が得られた時がチャンスである。"（難しいことは一つあればよいが）新しいことは二つ以上ないと画期的な発見には繋がらない"というのが私の考えである。そして，疑問を解明するべく実験し，その結果については虚心坦懐に解釈する。

　以上がセレンディピティを味方にするための最良の手段となる。前述した『マネージャーは，上手くいってることは部員の手柄にして，上手くいってない（興味ある？）ことについて四六時中考える』ということの理由のひとつでもある。セレンディピティを味方にするためには，それぐらいの継続的エネルギーが必要になる。

5．マネージャーによる管理？

　マネージャーには，これまでに何度となく述べた問題を処理するマネジメ

5. マネージャーによる管理? 159

> # 時間管理 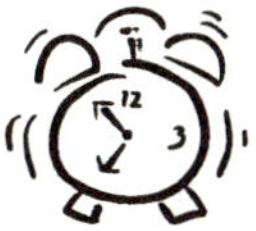
>
> 『何事も3年、最初は試行錯誤、
> 次に目標を絞り、3年目は整理』
>
> Exploratory→Focus→Goal

図24 マネージャーによる時間管理

ント能力の他に，いわゆる管理するという意味でのマネジメント能力も必要であると考える人が多い。中でも重要なのが研究の（時間）管理であり，人材育成であるとされている。この点について私なりに考えたことをいくつか提案してみたい。

期限を切る

　研究者，特に若い研究者は，好奇心が旺盛である。そのために，前述した『実験すれば，データーが出る。データーが出れば，それは何かを示唆しているから，次の実験がしたくなる。これが悪循環となって，創薬とは関係のない，およそ意味のないデーターの山が築かれることがある。』という問題が発生しがちである。

　上のようなケースでは，研究の期限を決めないことが原因であることが多い。私は，最初の1年間はチームメンバーの独自性を尊重した。つまり，動脈硬化，骨粗鬆症，老年痴呆，ストレス，糖尿病に関する病態研究という範囲の中で，試行錯誤を奨励した。

　2年目には，試行錯誤の中で彼ら自身が発見した平滑筋の遊走（動脈硬化），

骨吸収（骨粗鬆症），コリン神経障害（老年痴呆），防御因子の異常（ストレス潰瘍），ブドウ糖合成の異常（糖尿病），石灰化の異常（糖尿病性骨減少症）などの『病因』に目標を絞った。

3年目には，『病態－病因－引き金』仮説に基づいて，スクリーニングシステムとして完成（整理）させるよう指導した。

尊重したとか，指導したというと聞こえはよいが，要は"いろいろやってみろ"，"目標を絞れ"，そして"まとめろ"という具合に，テーマの進行具合に応じて言い続けただけである。ほとんどの問題を解決したのはチームメンバーであった。

ここまで書いてきて，私は管理らしい管理を殆どやっていないことに気がついた。そして前述の『マネジメントは，問題の中に内在するエネルギーを，正しい方向に誘導（ガイド）するという意味に解釈することができる。エネルギーが正しい方向に誘導された結果として，問題は（半ば自然に）解決することになる。』という件（くだり）を思い出した。こうして考えると，時間管理とは，実は管理ではなく，やはりマネージメント（問題処理）の中の一つに数えられるようだ。

人材育成とブランディーの関係

研究者の育成もマネージャーの役割であり，その重要性については，誰しも認識はしていよう。しかし，これを体系付けて考える人は少ない。ところが，身近な所にヒントはあるものだ。数年前に放映されたNHKのテレビ番組『銀行員』の中で，主人公の一人が，"われわれは，V.S.O.P.（最上級のブランディー）を飲まないと一流の銀行員にはなれない"と呟く場面があった。20歳代に学ぶべきことはVariation（V），30歳代はSpecialty（S），40歳代はOriginality（O），50歳代はPersonality（P）であるという。

全く同じことが，研究者にも当てはまる。20代にいろいろな事（Variation）を経験し，30代で専門性（Specialty）を磨き，40代で独創的な研究成果（Originality）を挙げ，50代では人徳（Personality）を具えることによって部員を上手に使う。やはり，V.S.O.P.である。

これは，単なる言葉の遊びではなく，明らかにわれわれの経験と一致する。入社早々の20代から独創性（Originality）を発揮したがる人，50代になる遥

表15 V.S.O.P.による人材育成

Age	Milestones	Skills
20代	Variation (何事も経験)	Sureness（確実に） Speed（速く）
30代	Specialty (専門性を磨く)	Self-training（自己研鑽） Self-confidence（自信を持つ）
40代	Originality (独創的な成果)	Speculation（仮説を持つ） Success（成功する）
50代	Personality (人徳)	Strategy（戦略を立てる） Sympathy（傾聴し理解する）

か以前から人格円満な（Personality）人，20代をとうに過ぎているのに試行錯誤（Variation）を繰り返す人などは，企業内の研究者として大成しないものである。つまり，V.S.O.P.には，その順序も問題となってくる。

8個のSにブレークダウン

V.S.O.P.は『研究者として習得すべき技能（Skill）』であるというのが私の解釈である。V.S.O.P.だけで不十分な場合には，これを次の8個のS（Skill）にブレークダウンして部員の指導に利用した。具体的には，部員である彼または彼女が既に習得したSとそうでないSを仕分けして，習得が不十分なSについて今後どうしたら習得できるかについて一緒に話し合った。

Variationの20代では，Sureness（確実性）とSpeed（迅速性）を磨かなければならない。さらに言えば，Surenessが先で，Speedが次ということになる。逆に，Speedが先になると，往々にして仕事が雑になってしまう（Surenessが失われる）。

特に重要なのは入社して1年目である。この機会に"うるさいぐらい細かい"先輩の下で訓練された研究者は，その後，少なくとも技術的にはどこに行っても通用する。ところが"若い人に任せる"おおらかな先輩の下についた研究者は不幸である。"自己流の悪い癖がついてしまうと，それを矯正するのがきわめて難しい"というのは，何もゴルフや他のスポーツに限った話ではない。

Specialtyの30代には，指導者はあくまでも自分であると考え，自信（Self-confidence）が出てくるまで自己訓練（Self-training）を続けなければならない。この段階から"若い人に任せる"おおらかな先輩のマネジメント能力が人材育成の条件となり，"うるさいぐらい細かい"先輩によるマイクロマネジメントは逆効果となりかねない。

Originalityの40代では，自分なりに仮説（Speculation）を持ち，しかも成功（Success）しなければならない。一般的に言って，この年代では結果が全てであり，"上司が悪かった"あるいは"部下が悪かった"といった類の言い訳は利かない。

Personalityの50代では，戦略（Strategy）を練るとともに，部員の意見を理解し（Sympathy）彼らを上手に利用しなければならない。

コカコーラを飲もう

テレビの真似と，それの応用ばかりではつまらないので，私も考えてみた。50代には人を惹きつけるCharisma（カリスマ性），40代には誰とでも腹を割って話せるOpenness（開放性），30代には仲間を燃え上がらせるKindling（着火），そして20代には何よりもまずEnthusiasm（一生懸命）のC.O.K.E.というのがそれである。

この場合にも順序が問題となる。自分に熱意（Enthusiasm）がないのに，他人にはちょっかいをかける人（Kindling）であってはならない。逆に，一生懸命頑張っていれば（Enthusiasm），仲間も集まってくるし（Kindling），彼

表16　C.O.K.E.による人材育成

Age	Milestones	Human Skill
50代	Charisma（カリスマ性）	Humaneness（人間性）
40代	Openness（開放性）	Happiness of others（他人の幸せ）
30代	Kindling（着火）	Happiness of oneself（自分の幸せ）
20代	Enthusiasm（一生懸命）	Hard working（頑張る）

5．マネージャーによる管理？　163

らと分け隔てなく（Openness）付き合っていけば，カリスマ性（Charisma）も出てこようというものである。

　C.O.K.E.は『人間操縦術（Human Skill）』であるというのが私の捉え方であり，4つのHにブレークダウンしている。Charismaの50代では，部員を使って成果を挙げなければならない。そのためには，人間としての強みも弱みも理解する人間性（Humaneness）を忘れてはならない。Opennessの40代では，自分よりも他人の幸せ（Happiness of others）を考えるのが重要なのではあるまいか。Kindlingの30代では，自分の幸せ（Happiness of oneself）を考えていれば，後は上司が何とか（マネージメント）してくれるはずである。Enthusiasmの20代では，全てを上司に任せて頑張って（Hard working）ほしいものである。

〆はブランディーのコカコーラ割り

　以上をまとめると，ブランディー（V.S.O.P.）のコカコーラ（C.O.K.E.）割りを飲むことによって，研究者は一人前になることができるという結論になる。あまり美味そうではないが，我慢して飲んで欲しい。

　マネージャーとしては，自分自身に対して，あるいは自分の部署の部員に対して以下のような疑問を投げかけてみたい。

		Human Skill			
Goal		Charisma 50代	Openness 40代	Kindling 30代	Enthusiasm 20代
Skill	Personality 50代				
	Originality 40代				
	Specialty 30代				
	Variation 20代				**Start**

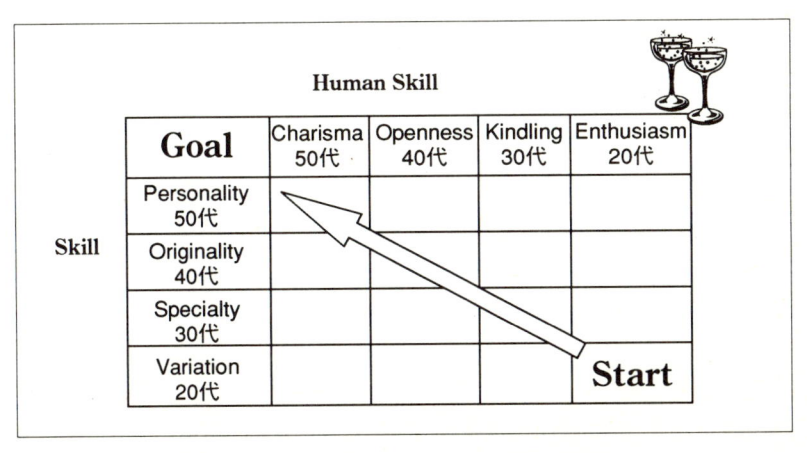

図25　ブランデーのコカコーラ割りを飲もう

20代では，いろいろなことを一生懸命やっているか(Variation & Enthusiasm) ？ 30代では，専門家として仲間をリードしているか（Specialty & Kindling）？ 40代では，上司・部員・同僚と率直に議論しながら，独創的な仕事をしているか（Openness & Originality）？ そして，50代では，人品骨柄の卑しくないカリスマ性を獲得したか（Personality & Charisma）？

『おまえの話には60代が出てこない。何かないのか？』という質問を受けることがあった。もちろん冗談ではあったが。

年齢は目安であり，個人差もある。50代になる前に全てを会得する人，あるいは60代になっても途中の段階で止まっている人もいよう。個人個人の進歩の具合によって目標を調節する必要がある。

一方，たとえ何歳であれ，本当に全て（V.S.O.P.とC.O.K.E.）を会得してしまったら，早い時期に引退したほうがよいのかもしれない。興味深いことに，ジョン・P・コッター教授の著書『21世紀の経営リーダーシップ』の帯には"カリスマはいらない"と書いてあった。カリスマには光もあれば陰もあると言いたいのであろうか。

いっそのこと，アメリカの制度のように，大統領が代わったら上から下まで（文化まで？）全部変わるというのも面白そうである。少なくとも私の好きな『カオス』が起こることは間違いない。

研究者の特徴

研究者を育成するためには，当然研究者の特徴を把握しなければならない。一般の人からは，『研究者という人種には変人が多い』と思われている。果たして本当だろうか。

この点に関して，1992年7月に長野県茅野市で開催された第9回創薬セミナーにおける内藤晴夫社長（エーザイ社）の話は面白かった。彼によれば，偉大な発見をした研究者には，以下に示す6つの共通した特徴があるという。原因か，結果かということは別にしても，確かに変人という人物像が浮かんでくるのではあるまいか。

①一次情報の情報源を持っている。
②不倶戴天の敵と，強力な援護者がいる。
③独自の専門領域をもっている。

④狩猟を好む。
⑤ギャンブルが好きである。
⑥コミュニケーションが下手である。

　これまでに何度も出てきたブラック博士は，H_2ブロッカーをSK＆F社で発見する以前にも，ICI社でβブロッカーという高血圧の薬を発見していた。彼は，これら二つの新薬の発明によってノーベル賞を受賞した。まさしく内藤社長の言う『偉大な発見をした研究者』に該当する。彼こそ，上の6つの特徴を具えていたに違いない。是非一度お会いして確かめてみたいものだ。

　私にとって興味深いのは，彼が二つの画期的新薬を，別々の会社で発見したという事実である。しかも，H_2ブロッカーが世に出た時に彼は既にSK＆F社を退職していた。もしかすると，偉大な研究者と企業活動の間には，もともと相容れない何かがあるのかもしれない。

P博士とQ博士

　本文の第I章で，『画期的新薬を創出した後，いろいろな組織をたらい回しされ，最終的には会社を辞めていった研究者が，各製薬会社に一人や二人はいるものである』と書いた。彼らこそ，上に述べた6つの特徴を持っているに違いない。

　考えを巡らしていくうちに，私より数年先輩のP博士とQ博士に思い当った。二人とも，B社にあって，抗生物質以外の分野で，初めて新薬を世に出した優秀な研究者である。確かに彼らは，（釣りなどの）狩猟を好んだし，どこからか（たとえば10年以上も前の古い教科書から）面白い情報を集めてきた。不倶戴天の敵も，強力な援護者もいた。競馬とかマージャンといった賭け事はあまりやらなかったが，仕事の上ではギャンブルすることが多かった。そして，確かにコミュニケーションが上手とは言えなかった。

　ところで，P博士やQ博士の場合，人材育成によって，たとえばコミュニケーションを改善できたらどうなったであろうか？　いろいろな組織をたらい回しされずに，会社に残った可能性はある。しかし，その時，彼らは二つ目の新薬を創出することができただろうか？　私には『角を矯めて牛を殺す結果』となるような気がしてならない。

人材育成もマネジドカオス？

　試みに，『コミュニケーション上手』な人物像を思い浮かべてみよう。そのような人物は，多くの人から信頼され（不倶戴天の敵を持たない），十分に消化された情報（一次情報ではない）と，幅広い知識（独自の専門領域に拘らない）を持ち，皆といっしょに行動し（狩猟民族でない），いちかばちかという極端な話（ギャンブル）をしないのではなかろうか。

　つまり，『コミュニケーション上手』になるということは，上に述べた優秀な研究者としての特徴の一つを失うだけではなく，六つの特徴の全てを放棄しなければならないことになりそうである。しかも，これがマネージャーによる人材育成の結果ならば，人材育成とはお金をかけて特徴のない研究者を育てるようなものに等しい。

　とはいうものの，自分しか知らない一次情報を持ち，専門領域では決して譲らない，そして，集団行動が嫌いな上に，ギャンブル好きでコミュニケーションが苦手な人物が会社という組織社会に適応することは難しい。彼は会社の中にカオスを巻き起こすに違いない。不倶戴天の敵も現れよう。しかし，カオスが新薬創製のための必要条件（必要十分条件ではない）ならば，これを管理してはならない。

　人事部門や人事の決定権を持つマネージャー／トップマネジメントとしては，上述の6つの特徴を持った優秀な研究者を採用し，彼らを優れたマネジメントの下に配属することが重要なのではあるまいか。もちろん，マネジメントとは管理者ではない。研究者の特徴あるいはエネルギーを損なうことなく，彼らを正しい方向（創薬のための研究）に導くガイドを意味する。

第Ⅵ章　21世紀の製薬産業

　1997年12月に，日本製薬工業協会がDATA BOOK 1997～1998を発行している。これによれば，1995年現在で，日本国内の製薬企業は約500社を数え，そのうち，日本製薬工業協会に加盟する主な企業だけに限っても89社が存在している。一方，日本最大の製薬会社である武田薬品の年間売上は約4,300億円となっており，世界ランキング19位に位置している。20位は，三共（株）の3,600億円である。この時点で，M社が1983年に提出し，B社にとっては変革の指針ともなった予測は外れた。

　しかし，不気味なことには，1990年代中ごろから，世界的規模での製薬企業の再編成が活発化してきた。年間売上1兆円を超える企業が一夜のうちに誕生することになった。中でも，グラクソ・スミスクライン社の年間の売上は2.7兆円に達し，世界最大の製薬会社となっている。一方，日本最大の製薬会社である武田薬品の1999年の売上高は5800億円で，ちょうど世界ランキング20位となっている。どこかで聞いたような数字である。

　もしかすると，前述のM社の予測は，外れたというよりも数年ずれただけのことなのかもしれない。製薬企業としての生死を分ける，本当の意味での正念場は，これから始まる可能性が高い。

1．環境の変化

　事実，世界の，特に日本の製薬企業を取り巻く環境が，著しいスピードで変化し，1990年代で，ほぼ行き着くべきところまで行ってしまった感すらある。今後は，この環境変化に対応して製薬会社がどのように進化するか（できるか）が問われている。

　"最も強いものや，最も賢いものが生き延びるわけではない。変化に対して最も敏感に反応できるものだけが生存を許される。"というダーウィンの言葉が将来を暗示しているようだ。

表17　環境の変化

◆新薬の申請許可プロセスの国際化（GCP，GLP，GMP）
◆各種規制の撤廃（ICH）
◆世界同時開発・同時発売が可能
◆先行品から数えて3年以内，6番手以内
◆ホームラン（独創的新薬）かクリーンヒット（差別化された改良型新薬）
◆高価な開発候補品（40億円〜）と開発費（数百億円）
◆目利きの重要性

ICHの進展

　環境変化の第一番目は，既に述べたGLP／GCPの完全実施である。二番目は，勿論ICHの進展である。

　厚生省医薬安全局の監修によるICH関係通知集'98の冒頭に，『ICHは，日米EU三極の新医薬品の承認審査資料に関連する規制のハーモナイゼーションを図る国際会議である。ハーモナイゼーションの進展により，データの国際的な相互受け入れが実現すれば，臨床試験や動物実験などの不必要な繰り返しを防ぐことができ，承認審査が迅速化し，ひいては新医薬品の研究開発を促進し，優れた新医薬品をより早く患者の手元に届けることにつながる。』と記している。

　ICH関係通知集を逆に読めば，『ICH以前の日本ではデーターの相互受け入れがなされずに，臨床試験や動物実験などの不必要な繰り返しが行われ，承認審査が遅れた』という解釈も可能である。つまり，『日本に規制が存在していた』と白状したようなものと捉えることもできる。

　規制が無くなったということは，日本の医薬品市場が世界に開放され，製薬会社が自由に企業活動を展開できることを意味する。製薬会社としては，世界中の消費者を満足させることのできる新薬を開発しなければならない。一方，消費者から見れば，世界中の良い薬を安く手に入れることができる環境が整ったことになる。

同種の薬は6個まで

　現在では，世界の製薬企業が，非臨床試験／臨床試験を，任意の国（たとえば，最も早く試験を終了できる国）で実施し，それらのデーターをもとに，世界各国での同時申請，同時発売を目指している。

　こうなってくると，新薬の研究開発を目指す製薬会社にとっては，同じような薬が，何個まで市場で受け入れられるかということが死活問題となる。国と国との境界がほとんどなくなった現在では，日本で何個，米国で何個ということにはならない。当然，世界の中で何個という計算になるはずである。

　そのような状況を反映して，"同種の薬は，最多でもオリンピック入賞の6個，最少では金・銀・銅メダルの3個まで"と言われるようになった。ということは，仮にホームランを金メダルとすれば，クリーンヒットのために残された指定席は，最少の場合は2個，最多でも5個となる。加えて，最初に開発された薬から3年以内に上市されたものでなければならないとも聞く。世は正にオリンピック並みの，世界レベルでの競争の時代に突入した。

　製薬会社としては，その規模の大小に関わらずホームランあるいはクリーンヒットを目指して，それぞれの打法（戦略／戦術）に知恵を絞る必要が出てきた。

2．世界の巨大製薬会社の戦略

　既に述べたように，1990年代中ごろから世界的規模での製薬企業の再編成が活発化した。今や，その狙いが新製品ポートフォリオの充実にあることは明らかであるが，巨大製薬会社は今後どこまで大きくなっていくのであろうか。他業種と比較して，あるいは製品シェアーから見て，巨大製薬会社といえどもまだまだ規模が小さいとの考えもある。

大型合併

　1996年にスイスのチバ社とサンド社が合併してノバルティス社が誕生し

表18　ノバルティス社の戦略

①企業合併（チバ社，サンド社）による規模の拡大
②医薬品市場で，速く・深く・長く
③グローバル事業部制
　（新製品，成熟製品，腫瘍，移植，眼科）

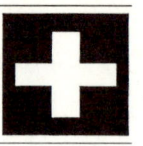

た。合併当時の同社の医薬品売上は，世界ランキング2位であった。現在，同社はランキング7位に後退している。かといって，決してノバルティスの業績が落ちたわけではない。それだけ世界の製薬企業の大型化が進んだのである。

　一方で，図体が大きいということは食料もたくさん必要となる。やがて食糧不足になって巨大製薬会社は死滅するのではないかという心配（期待？）もある。しかし，『ちっぽけな製薬会社も巨大な製薬会社も基本的には同じエサ（新薬）を食べて生きている』という事実を忘れてはならない。巨大製薬会社だけが食糧不足に陥ると考えるのはあまりにも楽天的であろう。

　巨大製薬会社の場合，他の製薬会社やベンチャー企業などが，ホームランあるいはクリーンヒットと思われる化合物を見つけたと知れば，札束でほっぺたをぶん殴るようにしてでも買いに行く。それでも駄目なら，研究機関ごと買収してしまうということも厭わない。それは，さながら大きな鯨が，海水もろともにオキアミを大量に飲み込み，栄養分のみをろ過して体内に摂取し，残りをカスとして海に戻すかのようである。この方法論を可能にしているのは，合併によって得られた絶大な資本力である。

　しかも，飽食した鯨は必ずダイエットを実行する。つまり，大型合併の後のリストラである。日本でそのようなことをすると，"優秀な社員を失うだけでなく，モラルダウンにもなる"というのは一面の真理に過ぎないかもしれない。結論を出すのは，日産自動車のゴーン社長のお手並みを拝見した後でもよかろう。少なくとも欧米では，新しい社長を迎えることによって駄目な会社が蘇生した例は枚挙に暇がない。

ノバルティス社の戦略

　合併後しばらくしてノバルティス社の社長に就任したカラベラス氏は，

『早く，深く，長く』という目標を掲げた。すなわち，如何に新薬開発をスピードアップするか，新製品を如何に医薬品市場に浸透させるか（製品シェアーの拡大），如何に製品寿命を延長するか（ライフサイクルマネージメント[67]）が製薬会社として生存するための条件になると考えた。

新製品の開発が，オリンピック並みの世界規模での競争となり，最初の6個までしか市場で受け入れられないような状況では，当然『早く』が企業の死命を制することになる。また，一つの新薬の開発には，数百億円の資金を必要とする。巨額の開発費を取り返すためには，当然『深く』と『長く』が重要となってくる。

カラベラス氏のあとに社長となったエベリング氏は2000年7月に，新製品（Primary Products），成熟期にある従来品（Matured Products），そして腫瘍，移植，眼科領域に分け，それぞれを全世界レベルで統括する世界事業部制を採用することを決定した。既に合併後のリストラを完了したノバルティス社としては，次の段階『機能再編成の形での細分化』を目指したと解釈される。つまり，リスクを分散すると共に，合併で得られた莫大な資金を重点配分しようというのが世界事業部制の狙いであろう。

いずれにしても，1996年の合併以来2001年までのわずか5年間に，経験を異にする3人の社長が異なった目標を掲げて変革を推進し，その都度会社自体が進化を遂げていることは間違いのない事実である。

メルク社の戦略

現在世界第3位の規模を誇る米国メルク社では，社内の研究者のうち約半数に対しては，明確な目標が与えられ，これを期限内に完結することが彼らの義務となっていると聞く。B社の場合に当てはめて考えれば，『新薬研究所』の研究員であり，目標は『クリーンヒット狙い（改良研究）』となる。

改良研究では，最近特に米国メルク社の活躍が目に付く。たとえば，三共（株）のプラバスタチン（HMG‐CoA還元酵素[68]抑制剤）は正真正銘のホームランである。ところが，プラバスタチンがいまだ開発中であった頃に，メ

---

[67] 顧客のニーズに合わせて，製剤の形を変えたり，成分の配合を変えたりして新薬の寿命を伸ばすこと。

表19　メルク社の戦略（Ⅰ）
HMG-CoA還元酵素抑制剤
1987；ロバスタチン（メルク，348M＄）
1991；プラバスタチン（三共，376M＄）
1992；シンバスタチン（メルク，662M＄）
カッコ内は1997年1月〜6月の売り上げ高を示す（SCRIP No 2266）

表20　メルク社の戦略（Ⅱ）
アンジオテンシンⅡ拮抗剤
1981年；CV-2973の発見（武田薬品）
1989年；ロサルタンの発見（デュポン社）
1994年；1番目のロサルタンを上市（デュポン／メルク社）
1997年；4番目のカンデサルタンを上市（武田薬品）

ルク社が三共の後を追いかけて，三共より先に同種の薬ロバスタチンを上市してしまった。さらに，プラバスタチンが上市された1年後には，メルク社はシンバスタチンをも上市して三共に対抗した。1997年1〜6月のロバスタチンとシンバスタチンの売上を合計すると，プラバスタチンの約3倍となっている（表19）。

　メルク社は，全く同じことをアンジオテンシンⅡ拮抗剤（降圧剤）でも実行している（表20）。すなわち，本領域で先行した武田薬品の後でデュポン社と共同で研究を開始し，武田薬品より先に新薬（ロサルタン）を上市した。これについては後に詳述するが，まるで，ドイツのアウトバーンで見られる光景の一つのようでもある。精一杯走っている国産車の後ろからきたポルシェやベンツが，アットいう間に，前の車を追い越して，視界から消えていく。車の性能の問題である。

68）肝臓の中でコレステロールを合成する酵素。この酵素を抑制すると血中のコレステロール値が低下する。

表21　新薬開発期間の日本／欧米比較

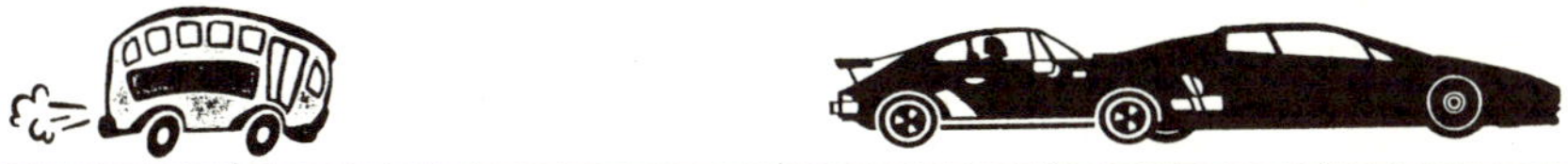

	スクリーニング	動物での非臨床試験	臨床試験	申請書の審査	合計
欧米（1位）	1.8年		3.3年	1.0年	6.1年
欧米（10位）	4.0年		6.8年	0.8年	11.6年
日本	2～3年	3～5年	3～7年	2～3年	10～18年

欧米：ノバルティス社内資料（平成11年），日本：平成10年度『厚生白書』

開発のスピード

上で述べたような“事件”が起こった背景には新薬開発のスピードの問題がある。欧米では，並列型あるいは同時進行型の新薬開発プロセスが採用されている。すなわち，次の段階に進むために必要最小限の試験を同時進行で実施し，次に進むかどうかを速やかに決断する。当然，“あったほうが良い”程度の緊急性の低い試験は後回しにされる。

1999年3月に入手した資料によれば，欧米におけるトップテンの製薬会社は，化合物の合成（スクリーニング）から承認までを6.1～11.6年で終了させてしまうという（表21）。中でも最速はメルク社であるとされている。（実は，表中の10位はノバルティス社であった。この情報を得た当社は，研究開発の全てのプロセスを総点検し，2年間で8年以内にまで短縮している。）

しかも，メルク社の場合はスピードだけではない。同社の新製品は，有効性，代謝，物性など，どれをとっても明らかに先行品に勝っている（差別化されている）という評判がある。

かつて，『クリーンヒットヒット』や『ヒットの延長としてのホームラン』と呼ばれたものには，偶然が味方した部分があった。ところがメルク社にかかると，それすら狙って打ったことになってしまう。背景には，情報収集力，科学的な実力（目利き），決断力，差別化の戦略，そして営業戦略など会社としての総合力がある。

ここまでわかってくると，“ヒット打法の方がホームラン打法より簡単である”という人が少なくなるに違いない。

徹底したリスクマネジメント

　メルク社の残り50％の研究者は，トップマネジメントすら知らない基礎研究テーマに従事しているという。かなりの投資になるはずである。しかし，決してこれを『ドブに金を捨てる』結果にしないような仕組みがある。実は，ノバルティスの前社長であったカラベラス氏の "Kill the ugly baby as soon as possible !" という言葉の中にヒントがある。

　今かりに，基礎研究の中から薬のタネとなる有望な成果が得られ，新規プロジェクトとして承認され，遂には"独創的な開発候補品"の発見に繋がったとしよう。日本国内の平均的な製薬会社であれば，"あーでもない，こーでもない" と言って臨床試験を引き延ばす。あるいは，開発候補品をまるで腫れ物のように扱い，誰も触れようとはしない。ところが，欧米で最も重視されるのは臨床試験データーである。『臨床試験が全て』と言うことも可能であろう。そのために，彼らは一刻も速く臨床試験に入ろうとする。

　一方で，くすりを反対から読めばリスクになる。したがって，薬にリスクはつきものである。そのような駄洒落は別としても，『臨床試験には莫大な費用を要し，開発候補品の有用性の証明に失敗する可能性が高い』という点では洋の東西を問わない。

　そのために，欧米では開発候補品の科学的バックグラウンドについて徹底的に議論する。もちろん，議論だけではない。特にホームランを狙う場合には，化合物の背景にある科学的なコンセプト（Concept）が小規模な臨床試（POC試験）で試される。この段階で有効性が確認された後に，はじめて化合物は正式な開発候補品となり，次の大規模臨床試験に移行することを許される。

　POC試験はほんの一例に過ぎない。その他にも開発候補品の持っているリスクをいろいろな角度から科学的に検討する。薬になりそうにないもの（ugly baby）は，できるだけ早い段階で落第させてしまうのが欧米流のやり方である。

3. 国内製薬会社が抱える問題点

　欧米では，既に大規模な企業合併が収束し，機能再編成の形での細分化へ進んでいると言う見方[69]があるのに対して，現在のところ国内の製薬会社の合併はほとんど進んでいない。
　一方で"日本の製薬会社がこのままでありつづけることは不可能である"と言う声が日増しに大きくなっている。欧米の巨大製薬会社の戦略と比較しながら国内製薬会社が抱える問題点について述べてみたい。

海外で臨床試験

　GLP／GCP／ICHは欧米の文化にとって好都合な基準である。そのために，日本の文化に馴染むには，ある程度の時間が必要となる。例えば，GCP下で臨床試験を実施するためには，試験に参加する患者の同意書（Informed Consent）が必要である。ところが，日本では，文書による契約に不慣れな患者が多く，臨床試験を拒否するケースが目立っているという。これをもって，ボランティアー精神が足りないと言う人もいるが，臨床試験を『人体実験（すなわち，あってはならないもの）』と考えがちな日本人独特の感情があるのかもしれない。
　このようなことが理由となって，日本における臨床試験の停滞が著しいと聞いている。いきおい日本の製薬会社も，外国で臨床試験を実施することが多くなってきた。しかしながら，海外に臨床試験の基盤を持たないなどの理由で，難渋しているのが日本企業の現実である。日本国内の製薬企業にとっては難儀な時代になってきたものである。一つ一つ経験を積んでいく以外に，方法はないのかもしれない。

---

69) 2000年7月27日に開催された第16回創薬セミナーにおける青木初夫社長（藤沢薬品）の話。

表22　日本の製薬企業の問題点

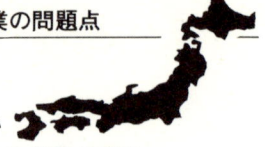

1) 開発のスピードが遅い
2) 得意とする応用研究での成果が減少
3) 研究のマネージメントが不足
4) 企業規模が小さい（資金，人材）
5) 欧米の巨大製薬企業と同じ戦法を採用
6) 遺伝子研究での出遅れ

自然淘汰は必然？

　欧米における大型合併が国内企業に及ぼす影響の大きさを測るために，年間売上1兆円の欧米巨大製薬会社と，年間売上2000億円の平均的国内製薬会社を比較してみよう。

　たとえば，1）売上の15％を研究開発費として計上する，2）研究開発費のうちの3分の2は固定費で，残りの資金の半分を他社品の導入に充てる，3）開発の初期段階にある開発候補品の値段は40億円／個である，と仮定する。

　巨大製薬会社1社で年間6個の開発候補品を導入することができる。ところが，国内製薬会社1社では1個しか導入できない。それだけではない。両社の間には，規模に比例する約5倍のマンパワーの差がある。これが，有望な開発候補品とそうでないものを峻別する"情報収集力（目利き）"の差に繋がる可能性がある。結論として，巨大製薬会社10社によって有望な開発候補品の上位60個が吸い上げられてしまう。当然，売れ残ったものはリスクの高いものになる。

　世界ランキング20位以下の国内製薬企業としては，弾がたくさん装填された拳銃でロシアンルーレットを試みるようなことになりはしないだろうか。不運（？）な会社が淘汰され，幸運に恵まれた会社が生き延びる。そして，生き延びた国内企業が次第に規模を拡大し，欧米の企業に対抗できる力を持つようになるのであろう。確かに自然の摂理に適っていることではある。

研究開発のスピードが遅い

　欧米が並列型の新薬開発プロセスを採用しているのに対して，国内企業の場合は直列型である。一般的に，国内製薬会社では各段階の試験が終了するたびに会議が開かれる。そこでの議論は科学的というよりは政治的であり，営業的な視点が優先する。そして，決断のために長いインターバルをとる。挙句の果てに，データー不足が指摘され，丹念に動物実験を繰り返すことになったりする。

　もうひとつ忘れてならないことに，『日本の創薬研究は既に臨床で用いられている他社先行品の改良研究が主であった』が挙げられる。そのために，日本における非臨床試験／臨床試験の目的は欧米のデーターを確認することに終始した。

　これが，開発のプロセスばかりでなく，臨床試験そのものの進化を妨げる原因の一つとなった。他社先行品のない『ホームラン』の臨床試験をどうするかについてノウハウが蓄積されなかった。当然，日本ではPOC試験という文化は育っていない。そして，正式な臨床試験については，石橋を叩いて渡ろうとするか，あるいは他人の後で安全に渡ろうという受身の文化が育った。

　以上のようなことが原因となって，日本の研究開発のスピードは欧米に比べて遅い。たとえば，平成10年度の厚生白書には，一つの新薬の開発（化合物の合成から承認まで）には10〜18年必要であると書かれている。ところが，既に述べたように，欧米で10位以内の巨大製薬会社は，化合物の合成（スクリーニング）から新薬として承認されるまでを8年以内で終了させてしまう。

　日本の製薬会社にとっては，オリンピック入賞，すなわち『3年以内，6番手以内』が非常に困難になってきている。つまり，国内企業が長い間（10〜18年）かかって新薬を開発しても，その薬がいざ市場に出ようとするころには，既に6社以上が同種同効品を上市していることになる。

武田薬品対デュポン／メルク社

　武田薬品の元社長である森田桂氏は，彼の著書『新薬はこうして生まれる

（日本経済新聞社発行）』の中で，以下の事実を明らかにしている。

1981年に武田薬品の研究者がCV-2973という化合物（高血圧の原因となるアンジオテンシンIIの拮抗薬）を発見した。臨床試験を実施したが，この化合物による高血圧治療効果がはっきりせず，上層部の判断もあって，開発を中止してしまった。

ところが，米国デュポン社がCV-2973をプロトタイプ化合物として，1989年に新しいアンジオテンシンII拮抗薬を発見することに成功した。この化合物に興味を持ったメルク社は，デュポン社に共同開発を申し込み，臨床試験に入ってから5年後の1994年にロサルタンという新しい降圧剤を欧州で上市した。

1989年にデュポン／メルク社の情報を知った武田薬品が，逆に，ロサルタンの後を追いかけることになった。そして，同社研究陣によってカンデサルタンが発見された。この薬の臨床試験は1991年に開始され，何とか6年後の1997年に欧州で上市することができた。その時，欧州では既に同種の薬は3剤上市されていた。

『トップを走っていても，あっという間に4番手になってしまう。そして，日本最大の製薬会社武田薬品ですら，米国のトップ企業（デュポン／メルク社）と比較すると，スピードの点で見劣りがする。』ということは明らかである。

7年対16年

デュポン／メルク社の場合，『化合物の合成（スクリーニング）から臨床試験開始』までに要した期間は明らかではないが，欧米の製薬会社の平均は約2年とされている。したがって，『臨床試験開始から上市までに5年間かかった』ことと合わせて，ロサルタンが『化合物の合成から上市』までに要した期間は7年と推定される。

武田薬品は，CV-2973の発見（1981年）からカンデサルタンの上市（1997年）までの期間を合計すると，何と16年かかっている。同社の場合，プロトタイプ化合物のない独創研究であった。そして，CV-2973を発見した後，しばらく開発を休んでいた。一方，デュポン／メルク社の場合はプロトタイプ化合物（CV-2973）が既に存在する改良研究であった。そのような事実か

らすれば，7年と16年を比較するのは酷ではあるが，それにしても大きな差といわざるを得ない。

もう少し詳しく分析してみると，デュポン／メルク社と武田薬品の間で，臨床試験開始から上市までの期間に関しては大差はない（5年対6年）。問題は化合物の合成から臨床試験開始までの期間であり，デュポン／メルク社の2年に比べて，武田薬品が10年もかかっていることである。『臨床試験が全て』の欧米流と，『石橋を叩いて渡る』日本流の差は歴然としている。（もちろん，武田薬品だけが遅いわけではない。われわれの抗痴呆薬の場合も，1988年の化合物Yの発見から1994年の第I相臨床試験開始までに6年かかっている。）

意思決定のタイミング

武田薬品がアンジオテンシンII拮抗薬の研究で先鞭をつけながら，他者の後塵を浴びることになったという前述の事実に対して，森田氏は以下のように反省している。"会社には全力を上げて他社と競うべき時がある。このような時を正しく判断することこそトップに立つ人の要件であり，トップで命令を下す人は組織や下部からの答申を承認するだけでは足りないのである。自らの判断によって，一見無理とも見える指示をすることが必要である。"

一方で，"一品目を開発しようとしたら数十～数百億円かかるのであるから意思決定が難しい"という議論はよく聞かされた。しかしそれは研究開発の全ての段階が終了し，上市に成功した場合の話である。そこまで行く前に，前述のPOC試験を始め，何度でも意思決定のタイミングは存在する。刻一刻と変化する状況の中で全ての決定を正しく行わなければならない。

上述のデュポン／メルク社の場合は，臨床試験で有効であったという情報がない（むしろ臨床で無効であった）時点で研究開始を決断した。POC試験も実施し，その結果に基づいてゴーサインを出したに違いない。その後は，スピードを保ったままゴールしている。

新薬の研究開発は，最初から最後までトップスピードを維持する現代マラソンに似てきた。逆に，そうしないと世界のスピードについていけなくなった。ウサギと亀の競争の時代は過ぎ，ウサギ同士が競争する時代になったといえよう。当然の事ながら，途中で昼寝をする余裕はないはずである。

ホームランのはずが外野フライ

　武田薬品におけるカンデサルタンは，既に述べたB社のセファロスポリンの話と共通する部分がある。両者ともに，『海のものとも山のものとも分からない』状況で研究をスタートした。その後，一旦は海外他社に先を越されたのであるが，そのことが意思決定を容易にし（？），開発を加速させた。

　1970年代に開発されたセファロスポリンは，先行他社に遅れること5年で，同種の薬としては史上3番目に上市された。1990年代に開発されたカンデサルタンの場合は，先行他社に遅れること3年で，史上4番目となった。単純に両者を比較することはできないにしても，世の中があわただしくなっている様子はうかがえよう。

　先行品に遅れをとりながらも，上市まで漕ぎ着けることができたカンデサルタンやセファロスポリンの場合はまだマシである。これからは，意思決定が遅れたために，上市することができなくなってしまうことも起こり得る。ホームランがヒットに追い越されてしまう，あるいは風向きが変わったためにホームランが平凡な外野フライになりかねないのが現在の状況といえよう。

4．国内製薬会社の採るべき戦略は『温故知新』

　上で述べたような問題はあるにしても，『1990年代には，日本の製薬会社から世界に通用する数多くの新薬が生まれるようになった。しかも，日本全体としてはクリーンヒットとホームランのバランスはとれている。』ということは事実である。これは，日本の主だった製薬会社が合併してひとつの製薬会社になれば，欧米の巨大製薬会社に引けは取らない事を意味している。それだけ日本の製薬会社の質的な進歩は著しい。

ヒット狙いとホームラン狙いの組織を区別する

　ところが，最近では，基礎研究の部分を海外他社との共同研究に求める国

4. 国内製薬会社の採るべき戦略は『温故知新』

表23　21世紀に存在するためには
1) スピードアップ
   直列型の開発から並列型の開発へ
2) リスクの分散；ホームラン（独創的新薬）とクリーン
   ヒット（差別化された改良品）
3) 戦略の差別化
   独創研究はゲリラ戦法，改良研究は総力戦法

内企業が多くなっていると聞く。それはそれで立派な戦略であるが，自社の基礎研究を切り捨ててまで他社に投資するというのは如何なものであろうか。資源の少ない日本の中にあって，しかも付加価値で勝負しなければならない製薬企業としては方向を誤っているような気がする。

むしろ，国内製薬企業としては，これまでに実戦経験があり，実績を生んだヒット打法・ホームラン打法を（良い意味で）再評価するべきではなかろうか。製薬企業を取り巻く環境が激変しているとはいっても，1990年代に日本で花開いた創薬のノウハウを全部かなぐり捨ててまで欧米企業の真似をする必要はないように思う。

とはいっても，われわれ自身が経験したように，一つの会社の研究開発組織の中で基礎研究と改良研究のバランスをとることは確かに難しい。もしそうだとしたら，社内にそれぞれの機能に特化した事業部制を敷くという可能性もある。欧米で起ころうとしている『機能再編成の形での細分化』と同じコンセプトである。

その際に注意しなければならないのは，組織をはっきり区別することである。ホームランとヒットの両方を同じ線路（ステージごとの研究所組織）の上を走らせようとしたB社の失敗に学んで，各々に別々の線路を設ける必要がある。

それが無理なら，ホームラン打法から生まれた薬のタネは外部委託[70]で開発し，ヒット打法から生まれたタネは自社開発とすればよい。当然，各プロ

---

70) 非臨床試験ばかりでなく臨床試験を代行してくれる受託業者が増加しており，今後さらに量的・質的に充実してくると予想される。

ジェクトのリーダーは異なっていなければならないし，彼らの直属の上司は社長というのが望ましい．両方の戦略を束ねる人が社長以外であると，既に述べた『企業最大の事業部を統括する役員が…』の例のように失敗する可能性が高くなる．

歴史に学ぶ

　太平洋戦争の初期，山本五十六は『これからの戦争では飛行機が主役となる』という発想によって，航空機と空母による戦略を編み出して，日本軍は初戦で赫赫たる戦果を得た．にもかかわらず，その後の日本軍は大艦巨砲による従来の戦略に逆戻りして，敗戦の直前までそれに固執した．一方，かつて日本軍を物量で圧倒した米軍も，ヴェトナム戦争では脆くもゲリラ戦術に敗れている．

　このような歴史に学ぶとすれば，欧米の巨大企業に対抗して勝利するには，ゲリラ戦術に限るというのが私の考えである．ブラック博士が編み出し，われわれも実践することになったホームラン打法（逆転薬理学）こそが，ゲリラ戦術の一つではなかろうか．

　このような私の考えとは全く反対に，現在の日本の製薬会社では欧米流の絨毯爆撃が大流行している．絨毯爆撃戦略では，前もって『病態－病因－引き金』の繋がりを確認するという悠長な（？）ことはしない．それよりも，『引き金』である酵素やホルモンの作用を変化させる化合物を探すための高速スクリーニング法[71]の開発を優先する．次は，特殊な化学合成法[72]により少量・多種類の化合物を合成して，スクリーニングにかける．そして，有望な開発候補品を見つけた後に，ヒトの臨床試験で効果を検討することになる（ならざるをえない）．基本的には1990年代に流行した『病因－引き金』仮説に基づいた薬のタネ探しと同じ方法である．したがって，成功確率が高いはずがない．

---

[71] ハイ・スループット・スクリーニングと呼ばれる方法で，ほとんどの操作をロボットが行う．

[72] コンビナトリアル・ケミストリーと呼ばれる方法で，これもほとんどの操作をロボットが行う．

絨毯爆撃は，日本のゲリラ戦術に対抗するために欧米人が考え出した"窮余の一策"のように思えて仕方がない．仮に，"これもひとつの戦略である"と考えたとしても，世界共通の情報を用いている限り，巨大製薬会社に有利であるに違いない．規模の小さな国内の製薬会社が，絨毯爆撃によって体力を消耗してはならない．

独創研究はゲリラ戦，改良研究は総力戦

　世界規模での新薬の開発競争が始まったという現実に対応して，国内企業は治療領域を絞ることによって対抗しようとしている．確かに計算上は，巨大製薬会社の10分の1の規模でしかない国内企業としては，治療領域を10分の1にすれば，外国企業に対抗できる．ところが，この戦法は何かを見落としているのではなかろうか．

　再び戦争の話に戻ると，ベトコンはベトナム全土に戦いの場を広げながら米軍に勝利した．一方，日本軍はいくつかの局地戦で米軍に勝ったが，結局は米軍の物量の前に負けた．"桶狭間の戦いのような例もあるではないか"という反論に対して，私は"当時と現在では情報量が違う"と答えたい．

　仮に百歩譲って，領域を絞るのも一つの方策とした場合でも，独創研究と改良研究で戦略を異にするべきであるというのが私の考えである．既に述べたように，総力戦の様相を呈してきた改良研究テーマこそ絞る必要があるというのが私の考えである．

　一方，独創研究はゲリラ戦であるから，その領域／テーマを絞ってはならない．この場合，トップマネジメントとして決定すべきことは，人員配分（のみ？）である．メルク社のようにはいかないにしても，改良研究テーマと独創研究テーマへの人員配分をプロ野球並に6：2にすることは可能ではあるまいか．

　いずれにしても，国内製薬会社としては，現在の研究領域・テーマの広さ・多さを愁うるよりも，テーマの内容に目を向けるべきであろう．過去の歴史を振り返ってみても，治療領域・テーマを絞らなかったからこそ発見された薬も多い．たとえば，前述のメバロチン，ピオグリタゾン，カンデサルタン，タムスロシン，プログラフなどである．

184　第Ⅵ章　21世紀の製薬産業

欧米のスピードに追いつくのは時間の問題？

　日本が採用してきた『他人の後で橋を渡る』という戦略は，新薬を確実に開発するためのノウハウであった。これが，スピード競争の時代に通用しなくなったところに現在の国内製薬企業としての深刻な悩みがある。各社のトップマネジメントが異口同音に"スピード"と言う理由もここにある。

　カンデサルタンの例は，『日本では化合物の合成から臨床試験開始までの期間が長すぎる』と教えている。この期間を"2年"に短縮することに焦点を絞って考えてはどうだろうか。そうすれば，現在の武田薬品の力でも（？）『化合物の合成から上市』までを8～9年で終了することができる。メルク社並とは言わないまでも，世界のスピードランキング入りの可能性がある。後からベンツやポルシェが追いかけてきても『3年以内，6番手以内』が可能となるはずである。

　歴史を振り返って見ても，"追いつく"ことは日本人の得意技である。スピードだけが問題ならば，日本の製薬企業が欧米の製薬企業に追いつくのは時間の問題と考えられる。むしろ，スピードアップを目指すあまり，必要なもの（たとえば基礎研究）までも切り捨ててクオリティを損なわないことに留意しなければなるまい。

5．全遺伝子（ゲノム）研究とホームラン打法

　われわれが実践したホームラン打法（逆転薬理学）と，『病態－病因－引き金』という戦略は，10年以上も前の古い（？）ものである。"科学や技術が進歩した現在も応用可能だろうか？"という疑問は当然かと思われる。特に，最近ではヒトの全遺伝子を解読するゲノム研究が盛んになってきており，"ゲノム創薬"とかいう言葉を耳にする機会も多い。ここで，遺伝子研究とホームラン打法の関係について触れておく必要があろう。

5．全遺伝子（ゲノム）研究とホームラン打法　185

過度の期待は禁物

　武田薬品の藤野政彦会長は，創薬とゲノム研究について，ゲノムは創薬ターゲットを決定し，薬剤アッセイ系（スクリーニング法）を効率的に作成するためのツールであることを強調している。同時に藤野氏は，日本全体がゲノム研究に過度の期待を寄せすぎている現状を批判した。地位も実績もある藤野会長の尻馬に乗るようでいささか照れくさいが，『正にその通り』。私は藤野氏の意見に完全に同意したい。

　実は，基礎研究グループの研究が何とか軌道に乗ってきた頃，私の上司の一人から"そろそろ逆転薬理学から足を洗って，遺伝子の研究をしてはどうか"という話があった。私は"逆転薬理学の道具として遺伝子研究の成果を使えばよいのであって，遺伝子研究自体が薬を生み出すわけではない"と答えた。私にしてみれば，基礎研究グループが生まれた当時の苦い思い出があった。"またしても"という思いが鋭い舌鋒となったのであろう。文字通り，またしてもその場に気まずい雰囲気が生まれた。

　　1970～1980年代に日本でも遺伝子工学ブームが興った。ところが当時注目を集めていた"インスリン"や"インターフェロン"などのテーマが完結すると，ほとんどの国内企業が研究を止めた。遺伝子工学はツールであるという考え，そして，これを創薬のためにどう使うかという観点が見失われたことが原因である。

仮説を証明する手段である

　創薬フォーラムの第21回談話会（2000年3月7日）において島伸行博士（雪印乳業）が講演した内容について以下に述べる。講演の題名は『破骨細胞分化に関わる因子，OCIFとODFの作用メカニズム』であった。
　　骨の中に存在する破骨細胞は，骨を破壊して，骨の中のカルシウムを溶かし出す。この細胞は骨芽細胞からできてくる（分化する）。そして，破骨細胞が骨芽細胞から分化する時には，種々のホルモンの助けを借りる必要があることが知られていた。
　　一般的に，ホルモンの合成・分泌は，正常の動物（マウス）では種々

のメカニズムによって正常範囲内に制御されている。いわゆるホメオスタシスの一つである。ところが，遺伝子操作の技術を駆使することによって，異常に大量のホルモンを合成・分泌するトランスジェニックマウス，あるいはホルモンを合成・分泌することができないノックアウトマウスを人工的に作り出すことが可能となっている。

　島博士らは，破骨細胞（Osteoclast）の分化（Differentiation）を促進するホルモン（ODF；Osteoclast Differentiation Factor）と，分化を抑制するホルモン（OCIF；Osteoclastogenesis Inhibitory Factor）を発見し，それらのアミノ酸配列をも明らかにした。

　さらに，彼らは体内で大量のODFを合成することのできるトランスジェニックマウスを作製し，この動物において骨粗鬆症が発症することを証明した。原因は過剰のODFが骨芽細胞を破骨細胞に分化させ，後者が骨を破壊してカルシウムを溶かし出したためと考えられる。

　続いて，OCIFを体内で合成することができないノックアウトマウスにも骨粗鬆症が発症することが明らかになった。OCIFが合成されないために骨芽細胞から破骨細胞への分化が促進されたことが原因と考えられた。

ここまで話せば，遺伝子研究の成果が逆転薬理学の道具として使われていることがお分りいただけると思う。つまり，遺伝子操作によって『引き金を引いたら，病態が発症するか』，あるいは『引き金を抑制したら，病態が予防できるか』という疑問が検証された。したがって，『病態（骨粗鬆症）－病因（骨吸収）－引き金（ODFM，またはOCIF）』仮説の中に『虫喰い』はない。

引き金を発見する手段である

　遺伝子の研究は『虫喰い』を除くだけでなく，『引き金物質』を発見するための有力な手段ともなる。

　島博士らは骨粗鬆症という病態について研究するうちに，『骨粗鬆症の引き金となっているホルモンが骨（骨芽細胞や破骨細胞）で生産される』という仮説を持つに至った。そして，骨の中から蛋白を精製するという従来の方法で引き金物質（OCIFとODF）を発見した。ちょうど同じ頃，アムジェン

社は，病態研究とは全く関係の無い遺伝子配列の研究からOCIFとODFを発見している。

　島博士もアムジェン社も骨粗鬆症の『引き金物質』を発見したという点では同じであるが，両者の間でアプローチの方法は異なっている。前者は，理論から出発して化合物を発見した。その意味では逆転薬理学のひとつと考えることが可能である。一方，後者は化合物を先に発見し，その後で化合物の生理作用を明らかにした。薬理学のひとつと言えよう。

　実は，アムジェン社の例がゲノム創薬と呼ばれる方法論に近い。すなわち，ゲノムの研究によって，全遺伝子の配列が決定されれば，30,000個～あると言われるホルモンや酵素などの蛋白質の全てについて知ることができる。遺伝子工学を使えば，それらのホルモンや酵素を大量に製造することが可能であり，病気の『引き金』としての役割も明らかになろう。その後は，スクリーニングシステムを開発し，スクリーニングを実施することになる。

ヒトの病態の研究は必須

　ゲノム創薬は，引き金→病因→病態の順序で進行する。たとえば，ゲノムの研究で新しいホルモンや酵素が発見されたとしても，それが新薬の創出に繋がるかどうかは，発見されたホルモンや酵素が生体の中でどのような役割を持っているか，そして病態と関係するかどうかにかかっている。

　病態と結びつけることができない場合には，既に述べた『病因－引き金』仮説に基づいた薬のタネ探しと同じ結末になることが予想される。『有望な開発候補品を発見しながらも，結局臨床試験で失敗した』という前述の歴史を肝に銘じる必要があろう。

　一方，われわれが実施した病態の研究（逆転薬理学）が，病態→病因→引き金の順序で進行することは既に述べた。全く反対の方向から進行する逆転薬理学がゲノム創薬と交叉した時に画期的新薬が生まれるというのが私の考えである。つまり，ゲノム創薬とホームラン打法は車の両輪であり，どちらが欠けても車は右往左往することになる。

逆転薬理学は今でも通用する

　ゲノムの研究以外でも，広い意味での遺伝子研究は"薬剤アッセイ系（スクリーニング法）を効率的に作成するためのツール"をわれわれに数多く提供する。

　たとえば，細胞融合[73]の技術は生体内のホルモンや酵素に特異的な抗体の大量生産を可能にしている。こうして作製された"引き金物質に対する特異抗体"は，引き金物質と結合することによって，これを生理作用のない物質に変えてしまう。つまり，特異抗体を用いることによって，『引き金物質』の試験管内または生体内での作用を調べることが可能である。

　あるいは，センス[74]やアンチセンス[75]を用いることによって『引き金物質』の合成をコントロールすることもできる。結果として，病態における『引き金』の役割が明らかとなる。

　ブラック博士や，それより少し後のわれわれの時代には"化合物"が『病態―病因―引き金』の仮説を証明するためのほとんど唯一のツールであった。その頃（1970～1980年代）と比較して，科学が進歩した現在では，病態研究からの創薬（ホームラン打法）がやさしくなった。

　したがって，冒頭の『逆転薬理学は，科学や技術が進歩した現在も応用可能だろうか』という質問に対する私の答えはもちろん『イエス』である。逆転薬理学とゲノムの研究は二者択一ではない。むしろ，両者を共存させることによって相乗効果を生みだしていかねばならない。

---

73) 抗体を生産する細胞と増殖性の細胞を合体させる技術。この技術によって，抗体を生産し，しかも増殖性の細胞を作ることができる
74) 生体内のメッセンジャーRNAと同じ作用を示す物質。
75) 生体内のメッセンジャーRNAの作用を抑制する物質。

5. 全遺伝子（ゲノム）研究とホームラン打法 189

エピローグ

　私は，社会人になってから20年間余り，"ヒットの延長がホームランであり，ホームランは決して狙って打てるものではない"という日本文化の中で育てられた。何も考えずにボールの上半分をバットで叩き，ゴロを打つように努めた。

　その後，米国留学の機会が与えられ，大リーグ（欧米の製薬企業）の闘いぶりを目の当たりにすることになった。大リーグの試合では，打者は投手の投げたボールを力いっぱい叩き，そして，全速力で走る。一見すると，戦略も戦術もない非常に単純なゲームのように映った。しかし，詳細に分析してみると，そのスピードとパワーに加えて，『長距離バッターと中距離バッターの役割分担を明確にし，両者の間に相乗効果を生み出す』という戦略があった。

　日本に帰国した私は，新設された野球チームの監督として働くことを命じられた。当時の日本では，戦略の幅は限られていた。打者がヒットまたは四死球で出塁したらバントで送り，次のヒットに期待する。あるいは，走者が三塁という場面では，バント戦法を多用する。いわば，高校野球の試合のようであった。

　大リーグと対等に試合のできるチーム造りが私の夢であった。私は，ボールの下半分を叩くことによって高い打球を打ち上げるように選手を指導した。このようにして育ったホームランバッターに3回打席が巡ってきた。彼は，最初の2打席（動脈硬化と骨粗鬆症）では，ホームラン性の大飛球を打ち上げた。しかし，運悪く逆風に戻されて外野フライに終わった。3打席目（老年痴呆）の高い打球は，外野フェンスを遥かに越え，レフトのポール際に消えた。私には，明らかなホームランに見えた。ところが，ホームランかファールかの判定をめぐって，相手チームからの執拗な抗議があった。結論が出るには，もう少し時間がかかりそうである。したがって，打率は通算で3打数1ホームランになるかどうかといった状況である。

　10年間も監督業を続けていると，いろいろな珍プレーや好プレーを見てきた。監督としての私の采配にも，大小様々な失敗があった。しかし，今こうして振り返ってみると，社会生活30年の中でも最も充実した10年間であっ

たように思える。最早苦楽を共にした仲間は散り散りになって，近くにはいない。最後に，われわれが対外試合（創薬研究）の合間に，あるいはその過程で，必死になって書き，そして一流雑誌に掲載されたといっては喜んだ学術論文を掲げ，『つわものどもが夢の跡』を懐しんでみることにする。

公表論文

1）動脈硬化

* Hirosumi, J., Nomoto, A., Ohkubo, Y., Sekiguchi, C., Mutoh, S., Yamaguchi, I. and Aoki, H.: Inflammatory responses in cuff-induced atherosclerosis in rabbits. Atherosclerosis 64:243-254（1987）

* Nomoto, A., Hirosumi, J., Sekiguchi, C., Mutoh, S., Yamaguchi, I. and Aoki, H.: Antiatherogenic activity of FR34235（Nilvadipine）, a new potent calcium antagonist. Atherosclerosis 64:255-261（1987）

* Nomoto, A., Mutoh, S., Hagihara, H. and Yamaguchi, I.: Smooth muscle cell migration induced by inflammatory cell products and its inhibition by a potent calcium antagonist, nilvadipine. Atherosclerosis 72:213-219（1988）

* Mutoh, S., Nomoto, A., Sekiguchi, C. and Yamaguchi, I.: Protective action of a calcium antagonist, nilvadipine, against aortic calcium deposition - a pathogenic factor in atherosclerosis. Atherosclerosis 73:181-189（1988）

* Hagihara, H., Nomoto, A., Mutoh, S., Yamaguchi, I. and Ono, T.: Role of inflammatory responses in initiation of atherosclerosis: effects of anti-inflammatory drugs on cuff-induced leukocyte accumulation and intimal thickening of rabbit carotid artery. Atherosclerosis 91:107-116（1991）

* Arakawa, H., Mutoh, S., Hirosumi, J. and Yamaguchi, I.: Effect of nilvadipine on balloon catheterization-induced intimal thickening of the coronary artery in miniature pigs. J. Cardiovasc. Pharmacol. 20:731-734（1992）

2）骨

* Mutoh, S., Takeshita, N., Yoshino, T. and Yamaguchi, I.: Characterization of heparin-induced osteopenia in rats. Endocrinology 133:2743-2748（1993）

* Takeshita, N., Yoshino, T., Mutoh, S. and Yamaguchi, I.: Possible involvement of vitamin D3-deficiency and relatively enhanced bone resorption in the development of bone loss in streptozotocin-induced diabetic rats. Life Sci. 55:291-299（1994）

* Takeshita, N., Mutoh, S. and Yamaguchi, I.: Osteopenia in genetically diabetic db/db mice and effects of 1 α-hydroxyvitamin D3 on the osteopenia. Life Sci. 56:1095-1101（1995）

* Yoshino, T. and Yamaguchi, I.: Bone mineral density at the metaphysis is specifically

reduced in STZ-treated diabetic rats. Life Sci. 59:161-168 (1996)
* Yoshino, T. and Yamaguchi, I.: Differential alteration of bone mineral and matrix density in genetically diabetic db/db and STZ-induced diabetic mice. (submitted)

3) 痴呆

* Matsuoka, N., Maeda, N., Ohkubo, Y. and Yamaguchi, I.: Differential effects of physostigmine and pilocarpine on the spatial memory deficits produced by two septo-hippocampal deafferentations in rats. Brain Research 559:233-240 (1991)
* Matsuoka, N., Maeda, N., Yamazaki, M., Ohkubo, Y. and Yamaguchi, I.: Effect of FR121196, a novel cognitive enhancer, on the memory impairment of rats in passive avoidance and radial arm maze tasks. J. Phramacol. Exp. Ther. 263:436-444 (1992)
* Matsuoka, N., Yamaguchi, I. and Satoh, M.: Role of somatostatin in the hippocampal long-term potentiation by FR121196, a putative cognitive enhancer. Eur. J. Pharmacol. 241:27-34 (1993)
* Matsuoka, N., Maeda, N., Yamaguchi, I. and Satoh, M.: Possible involvement of brain somatostatin in the memory formation of rats and the cognitive enhancing action of FR121196 in passive avoidance task. Brain Research 642:11-19 (1994)
* Maeda, N., Matsuoka, N., Yamazaki, M., Arakawa, H., Ohkubo, Y. and Yamaguchi, I.: A screening concept based on a hypothesis led to the development of a putative cognitive enhancer that stimulates penile erection. Jpn. J. Pharmacol. 64:147-153 (1994)
* Yamazaki, M., Matsuoka, N., Maeda, N., Kuratani, K., Ohkubo, Y. and Yamaguchi, I.: FR121196, a potential anti-dementia drug, ameliorates the impaired memory of rat in the Morris water maze. J. Pharmacol. Exp. Ther. 272:256-263 (1994)
* Matsuoka, N., Yamazaki, M. and Yamaguchi, I.:Changes in brain somatostatin in memory-deficient rats: Comparison with cholinergic markers. Neuroscience 66:617-626 (1995)
* Yamazaki, M., Matsuoka, N., Maeda, N., Ohkubo, Y. and Yamaguchi, I.: FK960 N- (4-acetyl-1-piperazinyl) -p-fluorobenzamide monohydrate ameliorates the memory deficits in rats through a novel mechanism of action. J. Pharmacol. Exp. Ther. 279:1157-1173 (1996)
* Matsuoka, N. and Aigner, T.G.: FK960 N- (4-acetyl-1-piperazinyl) -p-fluorobenzamide, a potential antidementia drug, improves visual recognition memory in rheusus monkeys: Comparison with physostigmine. J. Pharmacol. Exp. Ther. 280: 1201-1209 (1997)

4) ストレス

* Nomura, K., Maeda, N., Yoshino, T. and Yamaguchi, I.: A mechanism of 5-HT3 receptor mediation is involved etiologically in the psychological stress lesion in the stomach of the mouse. J. Pharmacol. Exp. Ther. 271:100-106 (1994)
* Nomura, K., Maeda, N., Yoshino, T. and Yamaguchi, I.: Different mechanism mediated by dopamine D1 and D2 receptors are involved etiologically in activity-stress gastric lesion of the rat. J. Pharmacol. Exp. Ther. 273:1001-1007 (1995)
* Nomura, K., Maeda, N., Kuratani, K. and Yamaguchi, I.: Sulpiride specifically attenuates psychological stress-induced gastric lesions in rodents. Jpn. J. Pharmacol. 68:33-39 (1995)
* Arakawa, H., Kodama, H., Matsuoka, N. and Yamaguchi, I.: Stress increases plasma enzyme activity in rats: Differential effects of adrenergic and cholinergic blockade. J. Pharmacol. Exp. Ther. 280:1296-1303 (1997)
* Matsuoka, N., Arakawa, H., Kodama, H. and Yamaguchi, I.: Characterization of stress-induced sudden death in cardiomyopathic hamsters. J. Pharmacol. Exp. Ther. 284: 125-135 (1998)

5) 糖尿

* Kodama, H., Fujita, M. and Yamaguchi, I.: Development of hyperglycemia and insulin resistance in conscious genetically diabetic (C57BL/KsJ-db/db) mice. Diabetologia 37:739-744 (1994)
* Kodama, H., Fujita, M., Yamazaki, M. and Yamaguchi, I.: The possible role of age-related increase in the plasma glucagon/insulin ratio in the enhanced hepatic gluconeogenesis and hyperglycemia in genetically diabetic (C57BL/KsJ-db/db) mice. Jpn. J. Pharmacol. 66:281-287 (1994)
* Kodama, H., Fujita, M. and Yamaguchi, I.: Differential hypoglycemic effect of 2,5-anhydro-D-mannitol, a putative gluconeogenesis inhibitor, in genetically diabetic (db/db) and STZ-induced diabetic (+/+) mice. Jpn. J. Pharmacol. 66:331-336 (1994)
* Takeshita, N. and Yamaguchi, I.: An activation of 5-HT1B/2C receptors attenuates formalin-induced nociceptive responses in both normal and diabetic mice. Br. J. Pharmacol. 116:3133-3138 (1995)

* Takeshita, N. and Yamaguchi, I.: Insulin attenuates formalin-induced nociceptive response in mice through a mechanism which is deranged by diabetes mellitus. J. Pharmacol. Exp. Ther. 281:315-321 (1997)
* Takeshita, N. and Yamaguchi, I.: Antinociceptive effects of morphine were different between experimental and genetic diabetes. Pharmacol. Biochem. & Behav. 60:889-897 (1998)

6) 潰瘍 & 膵炎

* Kuratani, K., Yamazaki, M., Kodama, H. and Yamaguchi, I.: Possible involvement of hyperinsulinemia and adrenergic activation in the pathogenesis of indomethacin-induced antral ulcers in nonfasted hamsters and refed rats. J. Pharmacol. Exp. Ther. 263:951-955 (1992)
* Kuratani, K., Kodama, H. and Yamaguchi, I.: Enhancement of gastric mucosal blood flow by beta-3 adrenergic agonists prevents indomethacin-induced antral ulcer in the rat. J. Pharmacol. Exp. Ther. 270:559-565 (1994)
* Kuratani, K., Kodama, H. and Yamaguchi, I.: The differential roles of sympathetic nerve activity in the pathogenesis of antral and corpus lesions induced by indomethacin in rats. J. Pharmacol. Exp. Ther. 271:695-702 (1994)
* Yoshino, T. and Yamaguchi, I.: Possible involvement of 5-HT2 receptor activation in aggravating diet-induced acute pancreatitis in mice. J. Pharmacol. Exp. Ther. 283:1495-1502 (1997)

7) 鎮痛

* Ohkubo, Y., Nomura, K. and Yamaguchi, I.: Involvement of dopamine in the mechanism of action of FR64822, a novel non-opioid antinociceptive compound. Eur. J. Pharmacol. 204:121-125 (1991)
* Takeshita, N., Ohkubo, Y. and Yamaguchi, I.: Tiapride attenuates pain transmission through an indirect activation of central serotonergic mechanism. J. Pharmacol.Exp.Ther. 275:23-30 (1995)

8) 性行動

* Maeda, N., Matsuoka, N. and Yamaguchi, I.: Septohippocampal cholinergic pathway and

penile erections induced by dopaminergic and cholinergic stimulants. Brain Research 537:163-168（1990）

* Maeda, N., Matsuoka, N. and Yamaguchi, I.: Possible involvement of the septo-hippocampal cholinergic and raphe-hippocampal serotonergic activations in the penile erection induced by fenfluramine in rats. Brain Research 652:181-189（1994）
* Maeda, N., Matsuoka, N. and Yamaguchi, I.: Role of dopaminergic, serotonergic link in the expression of penile erection in rats. Jpn. J. Pharmacol. 66:59-66（1994）
* Maeda,N., Matsuoka, N. and Yamaguchi, I.: Involvement of raphe-hippocampal serotonergic mechanisms in the penile erection induced by FR121196, a putative cognitive enhancer. Jpn. J. Pharmacol. 68:85-94（1995）

参考文献

1）岡戸信男　『脳を育てるセロトニン』Science & Technonews Tsukuba No.30 1-4 May, 1994
2）『新薬開発への挑戦』　赤塚謙一著　東海大学出版会発行　昭和54年2月
3）『薬の発明　そのたどった途』ファルマシアレビュー編集委員会　日本薬学会発行　昭和61年7月
4）『薬の発明　そのたどった途　2』ファルマシアレビュー編集委員会　日本薬学会発行　昭和63年8月
5）『薬の発明　そのたどった途　3』ファルマシアレビュー編集委員会　日本薬学会発行　平成2年7月
6）『21世紀の経営リーダーシップ』ジョン・P・コッター著　梅津裕良訳　日経BP社発行　平成9年6月
7）『リーダーシップ論』ジョン・P・コッター著　黒田由貴子監訳　ダイヤモンド社発行　平成11年12月
8）『DATA BOOK 1997-1998』日本製薬工業協会編　日本製薬工業協会発行　平成9年12月
9）『続・くすりの常識　研究開発Q＆A』山崎幹夫監修　日本製薬工業協会編　医薬出版センター発行　平成11年3月
10）『21世紀へのサバイバル戦略』加来耕三著　二見書房発行　平成11年3月

11)『新薬はこうして生まれる』森田桂著　日本経済新聞社発行　平成12年1月
12)『ICH関係通知集'98』厚生省医薬安全局ICH研究会監修　薬事時報社発行　平成10年1月
13)『新GCPに関するQ＆A』厚生省医薬安全局GCP研究会／全国国立大学病院薬剤部長会常置委員会／新GCPワーキンググループ編集　株式会社ミクス発行　平成10年10月
14)『医薬品GLP解説　1998』厚生省医薬安全局審査研究会監修　薬事日報社発行　平成10年10月
15)『医薬品GMP解説1999年版』厚生省医薬安全局監視指導課監修薬事日報社発行　平成11年8月
16)『国際薬学史』山川浩司著　南江堂発行　平成12年4月
17) フジサワ100年史　藤沢薬品工業株式会社発行　平成7年3月

年表

B社特記事項	基礎研究からの創薬に関する特記事項
1980.12 体質改善のためにコンサルタントとしてM社を起用	
1983.03 西独の製薬会社に資本参加	1983 プロジェクトチームが発足
1983.04 新組織運営体制の発足 探索研究所発足	
1984.12 米国の製薬会社に資本参加	**1984 探索研究所将来計画を策定** 『動脈硬化』、『骨粗鬆症』、『老年痴呆』の研究を開始
1987.06 トップマネジメントの再編成	**1987 抗痴呆薬のスクリーニングを開始** 『動脈硬化』、『骨粗鬆症』、『老年痴呆』についてスクリーニング法とプロトタイプ化合物／開発候補品を発見
	1988 記憶障害を改善する化合物Yと化合物Zを発見
1989.04 基礎研究グループ発足	1989 基礎研究グループは『ストレス』と『糖尿病』について『独創的で本質的なスクリーニング法の開発』を担当，同時に，抗痴呆薬のテーマを引き継ぐ
	1990 化合物Yが開発候補品として落第
	1991 化合物Yの有効性薬理試験が終了
1992.06 社長交代	1992 化合物Yがキャンディデイト（開発候補品の候補）として承認

1995.04　基礎研究グループ解散	**1994　第 I 相臨床試験の開始** 1995　サルの記憶障害を改善 　　　C社の抗痴呆薬が臨床試験で有効性を証明できず 　　　開発候補品Yを他社へ導出の方針 1996　各社が開発候補品Yの導入を断る 　　　フランスのD社が興味表明 　　　D社に論文を提供 　　　ヒトの実験的記憶障害を改善 　　　　自社開発方針に変更 1997　作用メカニズムを解明（老齢ラットのシナプスを増加させる） **第II相臨床試験の開始**

新薬開発の歴史

年代	欧米の新薬	日本の新薬
～1940	ニトログリセリン（狭心症），サルファ剤（感染症），アスピリン（鎮痛），ジギタリス（心不全），モルヒネ（鎮痛），エルゴタミン（分娩促進），インスリン（糖尿病）	ビタカンファー（心不全）
1940～	フェニルブタゾン（リウマチ），ピリラミン（アレルギー），ペニシリン（感染症），コルチゾン（リウマチ）	
1950～	クロルプロマジン（精神分裂症），ハロペリドール（精神分裂症），イミプラミン（うつ病），クロルジアゼポキシド（不安神経症），	トリコマイシン（感染症）

	トルブタミド（糖尿病），5―FU（癌），ストレプトマイシン（感染症）	
1960〜	プロプラノロール（高血圧），プラゾシン（高血圧），ベラパミル（高血圧），インドメタシン（リウマチ），クロフィブレート（高脂血症），エチドロネート（骨粗鬆症），レボドパ（パーキンソン氏病）	ブレオマイシン（癌）
1970〜	ニフェジピン（狭心症），カプトプリル（高血圧），ラベタロール（高血圧），クロモグリケート（アレルギー），シメチジン（消化性潰瘍），カルシトニン（骨粗鬆症）	シチコリン（意識障害），スクラルファート（消化性潰瘍），セファメジン（感染症），ジルチアゼム（高血圧）
1980〜	ラニチジン（消化性潰瘍），エナラプリル（高血圧），フルオキセチン（うつ病），オメプラゾール（消化性潰瘍），ロバスタチン（高脂血症），インターフェロン（肝炎），ウロキナーゼ（血栓症），シクロスポリン（臓器移植）	セフチゾキシム（感染症），ゾテピン（精神分裂症），ゲメプロスト（妊娠中絶），ニカルジピン（高血圧），オフロキサシン（感染症），ファモチジン（消化性潰瘍），リュープロレリン（前立腺癌）
1990〜	ロサルタン（高血圧），スマトリプタン（偏頭痛），リスペリドン（精神分裂症），シンバスタチン（高脂血症），リバスチグミン（アルツハイマー），アムロジピン（高血圧），パロキセチン（うつ病），シルデナフィル（性機能障害），フルバスタチン（高脂血症）	プラバスタチン（高脂血症），ランソプラゾール（消化性潰瘍），セフジニル（感染症），タムスロシン（排尿障害），ドネペジル（アルツハイマー），ピオグリタゾン（糖尿病），カンデサルタン（高血圧），タクロリムス（臓器移植）

GCP, GLP, GMP, ICHの解説

医薬品の臨床試験の実施の基準 (GCP)
本基準は, 医薬品の製造 (輸入) 承認申請の際に提出すべき資料の収集のために行われる臨床試験 (以下,「治験」という。) の計画, 実施, モニタリング, 監査, 記録, 解析及び報告書等に関する遵守事項を定め, 被験者の人権, 安全及び福祉の保護のもとに, 治験の科学的な質と成績の信頼性を確保することを目的とした。(中央薬事審議会答申)

医薬品の安全性試験の実施に関する基準 (GLP)
本省令は, 製造 (輸入) 承認を受けようとする者等が行う医薬品の安全性に関する非臨床試験に関する遵守事項を定め, その適正な実施を確保し, もって医薬品の安全性に関する非臨床試験に関する資料の信頼性の確保を図ることを目的としている。(厚生省薬務局通知)

医薬品の製造管理及び品質管理に関する基準 (GMP)
GMPとは, Good Manufacturing Practiceの略称で, 一般的に品質の良い優れた製品を製造するための要件をまとめたものをいう。医薬品について, 優れた品質の製品を製造するために必要な製造書の構造設備や製造管理及び品質管理の全般にわたって, 医薬品の製造を行う者が守るべき用件を定めた「医薬品の製造管理及び品質管理に関する基準」を指して医薬品GMPと略称している。(医薬品GMP解説1999年版)

日米欧医薬品規制ハーモナイゼーション国際会議 (ICH)
ICHは, 日米EU三極の新医薬品の承認審査資料に関連する規制のハーモナイゼーションを図る国際会議である。ハーモナイゼーションの進展により, データの国際的な相互受け入れが実現すれば, 臨床試験や動物実験等の不必要な繰り返しを防ぐことができ, 承認審査が迅速化し, ひいては新医薬品の研究開発を促進し, 優れた新医薬品をより早く患者の手元に届けることにつながる。(ICH関係通知集 '98)

著者略歴

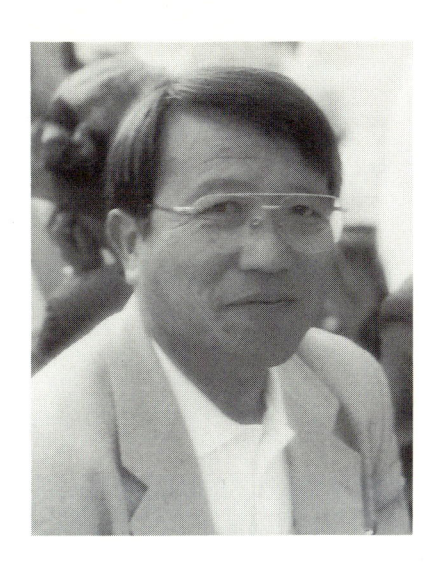

山口　勇
（やまぐち　いさむ）

1943年	茨城県龍ヶ崎市に生まれる。
1965年	東京大学薬学部薬学科卒業。
同年	藤沢薬品工業（株）入社。
1976年	薬学博士号授与。
1978〜1980年	米国国立衛生研究所（NIH）に留学。
1980年	中央研究所・主任研究員。
1983年	探索研究所（筑波）に転勤。
1989年	探索研究所・部長研究員。
1995年	研究本部・部長。
1997年	藤沢薬品工業（株）を退職。
同年	ノバルティス ファーマ（株）入社。
1997年	研究開発本部・前臨床開発部長／筑波研究所長。
2001年	ノバルティス科学振興財団・事務局長。

©2001　　　　第1版発行　2001年6月25日

新薬創製のためのホームラン打法
国際化時代にあって
－日本の製薬産業は大リーグで通用するか－

定価（本体3,500円＋税）

著者　山　口　　勇

検印省略

発行所　株式会社　新興医学出版社
発行者　服　部　秀　夫
〒113-0033　東京都文京区本郷6-26-8
電話　03（3816）2853
FAX　03（3816）2895

印刷　株式会社春恒社　　ISBN 4-88002-438-4　　郵便振替　00120-8-191625

・本書およびCD-ROM（Drill）版の複製権・翻訳権・上映権・譲渡権・公衆送信権（送信可能化権を含む）は株式会社新興医学出版社が所有します。
・＜(株)日本著作出版権管理システム委託出版物＞
本書の無断複写は著作権法上での例外を除き禁じられています。複写される場合は，その都度事前に(株)日本著作出版権管理システム（電話03-3817-5670，FAX03-3815-8199）の許諾を得てください。